H. Siemes

Epileptische Gelegenheitsanfälle im Kindes- und Jugendalter

Ursachen, Wiederholungsrisiko, Prognose, Therapie

Springer-Verlag
Berlin Heidelberg New York
London Paris Tokyo
Hong Kong Barcelona
Budapest

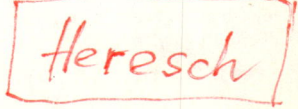

Prof. Dr. med. Hartmut Siemes
Kinderklinik
Rittberg-Krankenhaus
Carstennstraße 58, 12205 Berlin

ISBN 3-540-57717-3 Springer-Verlag Berlin Heidelberg New York

Dieses Werk ist urheberrechtlich geschützt. Die dadurch begründeten Rechte, insbesondere die der Übersetzung, des Nachdrucks, des Vortrags, der Entnahme von Abbildungen und Tabellen, der Funksendung, der Mikroverfilmung oder der Vervielfältigung auf anderen Wegen und der Speicherung in Datenverarbeitungsanlagen, bleiben, auch bei nur auszugsweiser Verwertung, vorbehalten. Eine Vervielfältigung dieses Werkes oder von Teilen dieses Werkes ist auch im Einzelfall nur in den Grenzen der gesetzlichen Bestimmungen des Urheberrechtsgesetzes der Bundesrepublik Deutschland vom 9. September 1965 in der jeweils geltenden Fassung zulässig. Sie ist grundsätzlich vergütungspflichtig. Zuwiderhandlungen unterliegen den Strafbestimmungen des Urheberrechtsgesetzes.

© Springer-Verlag Berlin Heidelberg 1995
Printed in Germany

Die Wiedergabe von Gebrauchsnamen, Handelsnamen, Warenbezeichnungen usw. in diesem Werk berechtigt auch ohne besondere Kennzeichnung nicht zu der Annahme, daß solche Namen im Sinn der Warenzeichen- und Markenschutzgesetzgebung als frei zu betrachten wären und daher von jedermann benutzt werden dürften.

Produkthaftung: Für Angaben über Dosierungsanweisungen und Applikationsformen kann vom Verlag keine Gewähr übernommen werden. Derartige Angaben müssen vom jeweiligen Anwender im Einzelfall anhand anderer Literaturstellen auf ihre Richtigkeit überprüft werden.

SPIN 10478093   25/3130–5 4 3 2 1 0 – Gedruckt auf säurefreiem Papier

Vorwort

Epileptische Gelegenheitsanfälle treten im Lauf des Lebens bei mindestens 5% der Bevölkerung auf, wobei das Risiko je nach Lebensalter variiert. Vor allem Kinder in den ersten Lebensjahren sind betroffen. Den Gelegenheitsanfällen können außerordentlich vielfältige Ursachen zugrunde liegen, diese werden im einzelnen dargelegt.

Nach einem epileptischen Anfall, der erstmals bei einem Kind oder Jugendlichen aufgetreten ist, ergeben sich für den behandelnden Arzt sofort eine Reihe von Fragen: Warum ist der Anfall überhaupt aufgetreten? Warum gerade jetzt? Handelt es sich um ein einmaliges Geschehen? Wie groß ist die Wahrscheinlichkeit eines Rezidivs? Handelt es sich um den Beginn einer Epilepsie? Welche diagnostischen Maßnahmen sind notwendig? Unter welchen Bedingungen sollte schon nach dem ersten Anfall eine antiepileptische Langzeittherapie eingeleitet werden?

Es ist eine der Hauptaufgaben dieses Buchs, den behandelnden Ärzten im Hinblick auf das weitere Vorgehen nach einem Gelegenheitsanfall alle bisher veröffentlichten Daten über Ursachen, Wiederholungsrisiko, Risikofaktoren für weitere Anfälle und Prognose zur Verfügung zu stellen. Das therapeutische Vorgehen nach dem ersten Anfall ist entscheidend vom Epilepsierisiko abhängig, das sich aus dem prognostischen Gewicht verschiedener Risikofaktoren ergibt. Die therapeutische Entscheidung muß dann aber noch auf die individuelle Prognose des Patienten abgestimmt werden, wobei bei Jugendlichen vor allem auch die möglichen psychosozialen Auswirkungen weiterer epileptischer Anfälle zu berücksichtigen sind.

Die bei Gelegenheitsanfällen differentialdiagnostisch zu berücksichtigenden nichtepileptischen Anfallsereignisse werden ebenfalls dargestellt.

Inhaltsverzeichnis

1 Allgemeine Aspekte der Gelegenheitsanfälle im Kindes- und Jugendalter 1

1.1 Definitionen 1
1.2 Ursachen, Häufigkeit, Altersverteilung 6
1.3 Anfallstypen 8
1.4 Diagnostik nach dem ersten epileptischen Anfall 10
1.5 Therapie der Gelegenheitsanfälle 12

2 Fieberkrämpfe 15

2.1 Definition 15
2.2 Häufigkeit von Fieberkrämpfen 16
2.3 Manifestation der Fieberkrämpfe 17
2.4 Ätiologische Faktoren 17
2.4.1 Fieber 18
2.4.2 Lebensalter 19
2.4.3 Genetische Aspekte 19
2.5 Komplikationen von Fieberkrämpfen 20
2.5.1 Mortalität 20
2.5.2 Permanente neurologische und mentale Folgeschäden 20
2.5.3 Psychosoziale Auswirkungen 21
2.5.4 Wiederholungsrisiko von Fieberkrämpfen 21
2.5.5 Epilepsierisiko nach Fieberkrämpfen 24
2.6 Diagnostik bei Fieberkrämpfen 30
2.7 Differentialdiagnose der Fieberkrämpfe 31

2.8	Therapie der Fieberkrämpfe..........................	32
2.8.1	Akute Therapie von Fieberkrämpfen....................	32
2.8.2	Prophylaxe von Fieberkrämpfen	33
2.8.3	Vorschläge zur Fieberkrampfprophylaxe nach dem gegenwärtigen Stand des Wissens	39

3 Isolierte unprovozierte epileptische Anfälle und isolierter Status epilepticus...................... 41

3.1	Der einzige epileptische Anfall, der erste epileptische Anfall	41
3.1.1	Prognose des ersten unprovozierten Krampfanfalls	41
3.1.2	Diagnostik und Differentialdiagnose beim ersten unprovozierten epileptischen Anfall	51
3.1.3	Therapie des ersten unprovozierten epileptischen Anfalls ..	52
3.2	Isolierter konvulsiver Status epilepticus	56
3.2.1	Manifestationsalter...................................	56
3.2.2	Statusformen und Ätiologie...........................	57
3.2.3	Prognose...	61
3.2.4	Therapie des Status epileptikus	65

4 Symptomatische Gelegenheitsanfälle im Kindes- und Jugendalter 69

4.1	Allgemeines über symptomatische Gelegenheitsanfälle....	69
4.1.1	Ursachen und Häufigkeit.............................	69
4.1.2	Diagnostik	73
4.1.3	Therapie	73
4.2	Krampfanfälle bei akuten Entzündungen des ZNS	74
4.2.1	Krampfanfälle bei akuten bakteriellen Entzündungen des ZNS	75
4.2.2	Hirnabszeß	77
4.2.3	Krampfanfälle bei viralen Meningitiden und Enzephalitiden	77
4.3	Gelegenheitsanfälle nach Schädel-Hirn-Traumen ohne oder mit intrakraniellen Blutungen..................	77

4.3.1	Definitionen	77
4.3.2	Auftreten, Prognose	78
4.3.3	Antikonvulsive Therapie der Gelegenheitsanfälle nach einem Schädel-Hirn-Trauma	83
4.4	Krampfanfälle infolge metabolisch-toxischer Enzephalopathien obskurer Genese im Rahmen akuter entzündlicher Erkrankungen und Impfungen	85
4.4.1	Reye-Syndrom	86
4.4.2	Infektionskrankheiten des Intestinums	88
4.4.3	Hämorrhagisches Schock- und Enzephalopathiesyndrom des Säuglings- und Kindesalters	89
4.4.4	Gelegenheitsanfälle nach Impfungen	90
4.5	Gelegenheitsanfälle bei Störungen des Elektrolyt- und Wasserhaushalts	94
4.5.1	Hypo-/Hypernatriämie	94
4.5.2	Hypokalzämie	96
4.5.3	Hypomagnesiämie	96
4.6	Symptomatische Anfälle bei metabolischen Störungen	97
4.6.1	Hepatische Enzephalopathie	98
4.7	Symptomatische Anfälle bei endokrinen Störungen	99
4.7.1	Diabetes mellitus und Hypoglykämie	
4.8	Gelegenheitsanfälle bei Vergiftungen sowie medikamenteninduzierte Anfälle	101
4.8.1	Akute Alkoholintoxikation	101
4.8.2	Theophyllin-induzierte Anfälle	102
4.8.3	Therapie der Krampfanfälle durch akute Intoxikationen	103
4.9	Symptomatische Anfälle bei renalen Erkrankungen	104
4.9.1	Hypertensive Enzephalopathie	105
4.9.2	Hämolytisch-urämisches Syndrom	106
4.9.3	Urämische Enzephalopathie	107
4.10	Symptomatische Anfälle infolge hypoxisch-ischämischer Enzephalopathie	108
4.11	Gelegenheitsanfälle bei kardialen und zerebrovaskulären Krankheiten	109
4.12	Symptomatische Anfälle bei Verbrennungen	111
4.13	Symptomatische Anfälle nach Bestrahlung des ZNS	111

4.14	Gelegenheitsanfälle durch Überbeanspruchung/Streß	112
4.15	Videospielassoziierte Anfälle	112

5 Differentialdiagnose der Gelegenheitsanfälle ... 115

5.1	Synkopen	117
5.2	Respiratorische Affektkrämpfe und reflektorische anoxische Anfälle	119
5.3	Apnoe und Zyanose bei gastroösophagealem Reflux	122
5.4	Benigner paroxysmaler Schwindel des Kleinkindalters	122
5.5	Komplizierte Migräne	123
5.6	Psychogene (pseudoepileptische) Anfälle	124
5.7	Hyperventilationstetanie	126
5.8	Akute psychiatrische Störungen	126
5.9	Vorgetäuschte Anfälle	127

Literatur ... 129

Anhang ... 147

Revidierte Klassifikation epileptischer Anfälle ... 147
Revidierte Klassifikation der Epilepsien
und epileptischen Syndrome ... 148

Abkürzungen der medizinischen Begriffe und der zitierten Populationsstudien

CT	Computertomographie
EEG	Elektroenzephalogramm
FK	Fieberkrampf
ILAE	International Leage Against Epilepsy
MRT	Magnetresonanztomographie
SE	Status epilepticus
ZNS	Zentralnervensystem

CHES *(Child Health and Education Study)*
Der Gesundheitszustand, der Sozialstatus und die mentale Entwicklung aller Kinder, die innerhalb einer Woche im April 1970 in Großbritannien geboren worden waren (16004 Kinder), wurden im Alter von 5 und 10 Jahren untersucht.

NCDS *(National Child Development Study)*
Diese Studie schloß alle Kinder in England, Schottland und Wales ein (15 496 Kinder), die in einer Woche im März 1958 geboren worden waren. Im Alter von 7, 11 und 16 Jahren wurde die Anamnese bezüglich des medizinischen, sozialen und mentalen Status erhoben.

NCPP-Studie *(National Institute of Neurological and Communicative Disorders and Stroke Collaborative Perinatal Project)*
Dieses Projekt erfaßte schwangere Frauen von 12 akademischen Lehrkrankenhäusern in den USA zwischen

1959 und 1966. Die 52 360 lebendgeborenen Kinder wurden bis zum Alter von 7 Jahren nachuntersucht.

Rochester-Projekt
: Dieses Projekt erfaßte ab 1935 den Gesundheitszustand aller Einwohner von Rochester, Minnesota, USA, über ein Krankenaktenverbundsystem, in dem alle Kontakte mit den verschiedenen medizinischen Versorgungssystemen (Krankenakten der stationären und ambulanten Patienten der Krankenhäuser, Erste-Hilfe-Stellen und Hausbesuche) verzeichnet wurden.

1 Allgemeine Aspekte der Gelegenheitsanfälle im Kindes- und Jugendalter

1.1 Definitionen

Zerebrale Krampfanfälle sind eines der häufigsten neurologischen Probleme des Kindesalters. Krampfanfälle können singuläre Ereignisse im Leben eines Kindes oder Jugendlichen darstellen oder Symptom einer Epilepsie sein, bei der es sich um eine chronische Krankheit mit immer wieder auftretenden Krampfanfällen handelt.

Die epileptischen Gelegenheitsanfälle treten per Definition nur unter besonderen Umständen bei Personen auf, die nicht an einer Epilepsie leiden (Tabelle 1). Es handelt sich entweder um provozierte epileptische Reaktionen ("provoked seizures"), die durch extrazerebrale Faktoren bzw. durch akute zerebrale Läsionen ausgelöst werden, oder um einzelne oder isoliert auftretende Anfälle ohne eine offensichtliche Ursache ("unprovoked seizures"). Zum besseren Verständnis sind die international gebräuchlichen epileptologischen Definitionen in der folgenden Übersicht aufgelistet.

Tabelle 1. Charakterisierung der Gelegenheitsanfälle

- Akute epileptische Reaktionen, die nur bei besonderen Gelegenheiten auftreten ("situation-related seizures")
- Neurophysiologisches Korrelat: paroxysmale neuronale Entladungen
  – symptomatische Gelegenheitsanfälle: akute entzündliche, traumatische, metabolische oder toxische Hirnläsionen als Auslöser
  – idiopathische Gelegenheitsanfälle: ohne erkennbare Ursache auftretend

Epileptische Gelegenheitsanfälle sind ebenso wie die Anfälle bei Epilepsien klinisches Korrelat einer abnormen elektrischen Entladung zerebraler Neuronenverbände. Dieses Merkmal unterscheidet sie von den nichtepileptischen Gelegenheitsanfällen, z. B. kardialen Anfällen, welche mit einem kurzdauernden Bewußtseinsverlust infolge einer flüchtigen ischämischen oder hypoxischen Funtionsstörung einhergehen. Diese primär nicht epileptischen Anfälle können aber sekundär in einen echten epileptischen Gelegenheitsanfall mit den entsprechenden EEG-Veränderungen einmünden (Vasella 1994).

Epileptologische Definitionen* (Commission on Epidemiology and Prognosis, ILAE, 1993)

- *Epileptischer Anfall* - eine klinische Manifestation als Ergebnis einer abnormen und exzessiven Entladung von Neuronenverbänden im Gehirn. Der Anfall besteht aus plötzlich auftretenden und passageren Phänomenen, welche Änderungen des Bewußtseins, motorische, sensorische, autonome oder psychische Ereignisse einschließen und vom Patienten oder einem Beobachter wahrgenommen werden

- *Epilepsie* - ein Krankheitsbild, das durch rekurrierende (2 oder mehr) epileptische Anfälle gekennzeichnet ist, die nicht durch eine unmittelbar vorangehende erkennbare Ursache provoziert wurden. Mehrere Anfälle, die innerhalb von 24 h auftreten, werden als ein einzelnes Ereignis angesehen.

- *Status epileptikus* - Ein einzelner epileptischer Anfall von mehr als 30 min Dauer oder eine Serie von epileptischen Anfällen, bei denen das Bewußtsein zwischen den einzelnen Anfällen nicht innerhalb einer Periode von 30 min wiederhergestellt wird.

- *Fieberkrampf* - ein bei Fieber auftretender Krampfanfall im Säuglings- oder Kindesalter, der nicht durch eine ZNS-Infektion ausgelöst wird, wobei Neugeborenenkrämpfe oder afebrile Anfälle nicht vorangegangen sein dürfen. Die Kriterien anderer akuter symptomatischer Anfälle dürfen ebenfalls nicht zutreffen.

- *Idiopathischer Krampfanfall* - dem Krampfanfall liegt keine andere Ursache als eine mögliche hereditäre Prädisposition zugrunde (ILAE-Komission, 1989).

1.1 Definitionen

- *Unprovozierter Krampfanfall unbekannter Ätiologie* – die Ursache des Anfalls ist völlig unbekannt.

- *Symptomatischer Krampfanfall* - dem Krampfanfall liegt ein neurologischer Insult zugrunde.

- *Provozierter Anfall* - der Anfall tritt als akut-symptomatischer Anfall in enger zeitlicher Verbindung mit einem systemischen, metabolischen oder toxischen Insult oder in Assoziation mit einer akuten ZNS-Läsion (Infektion, Schädel-Hirn-Trauma, Schlaganfall, intrakranielle Blutungen, akute Alkoholintoxikation) auf.

- *Unprovozierter Anfall* - der Anfall hat keinen unmittelbar vorangegangenen Auslöser, der Anfall kann jedoch in Beziehung zu einer zurückliegend wirksamen ZNS-Störung stehen, von der bekannt ist, daß sie die Anfallsbereitschaft erhöht. Zwei Untergruppen werden genannt: zurückliegend-symptomatische unprovozierte Anfälle (Beispiele: ZNS-Infektion, Schädel-Hirn-Trauma, zerebrovaskuläre Erkrankungen) und symptomatische unprovozierte Anfälle infolge einer progredienten Enzephalopathie (ZNS-Tumoren, chronische ZNS-Infektionen, Autoimmunerkrankungen mit Beteiligung des ZNS, neurodegenerative Erkrankungen).

- *Zurückliegend-symptomatischer unprovozierter Anfall* - der nicht durch eine akute Läsion ausgelöste Anfall kann auf eine statische Enzephalopathie zurückgeführt werden, die Folge einer vorangegangenen ZNS-Läsion in Form einer Infektion, eines Schädel-Hirn-Traumas oder eines zerebrovaskulären Ereignisses ist.

- *Symptomatischer unprovozierter Anfall* - der Anfall ist zwar unprovoziert aufgetreten, beruht aber auf einer progredienten Hirnschädigung (ZNS-Tumoren, chronische ZNS-Infektionen, Autoimmunerkrankungen mit Beteiligung des ZNS, neurodegenerative Erkrankungen).

*Diese neuerdings durch die Kommission für Epidemiologie und Prognose der ILAE (1993) festgelegten Definitionen decken sich aber keinesfalls immer mit den Definitionen, die in den Publikationen der vergangenen Jahre verwendet worden sind. Es ist deshalb notwendig, bei der Besprechung dieser Arbeiten die verwendeten Definitionen zu berücksichtigen.

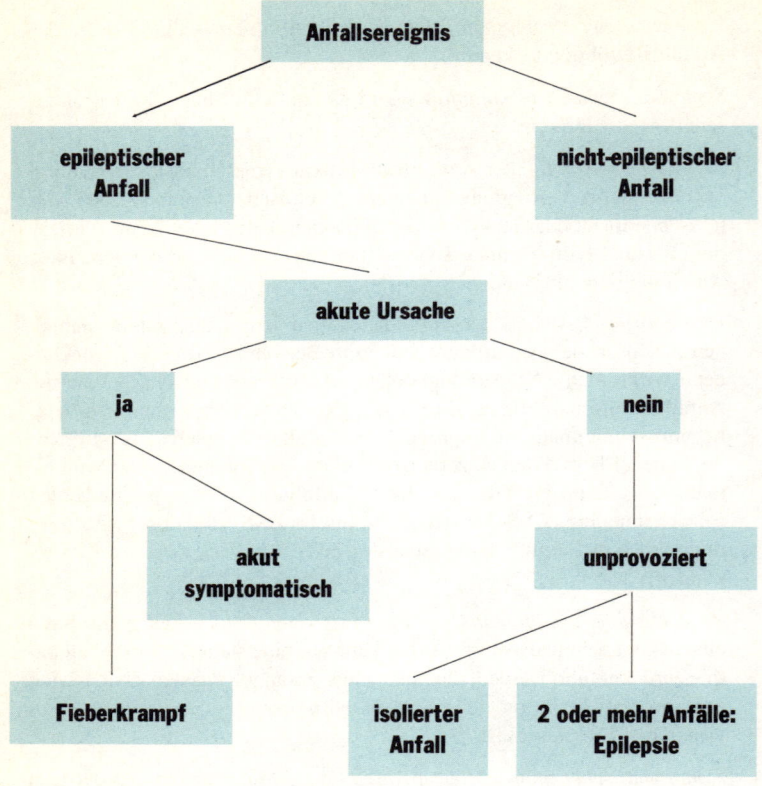

Abb. 1. Klassifizierung eines Anfallsereignisses anhand der epileptologischen Definitionen

Abbildung 1 gibt den Entscheidungsablauf bei der Bewertung eines Anfallsgeschehens anhand der epileptologischen Definitionen wieder.

Gemäß der revidierten Klassifikation der Epilepsien und epileptischen Syndrome durch die ILAE (1989) werden folgende Untergruppen der Gelegenheitsanfälle gebildet (s. auch im Anhang: Revidierte Klassifikation der Epilepsien und epileptischen Syndrome):

1.1 Definitionen

- Fieberkrämpfe
- isolierte Anfälle oder isolierter SE
- Anfälle, die ausschließlich bei akuten metabolischen oder toxischen Ereignissen auftreten (Beispiele auslösender Faktoren: Alkohol, Drogen, Eklampsie, nicht-ketotische Hyperglykämie).

Diese Klassifizierung ist unvollständig. In der 2. Untergruppe der isolierten Anfälle oder des isolierten SE wird nicht auf eine mögliche idiopathische oder symptomatische Ätiologie hingewiesen, während eine kleine Gruppe bestimmter symptomatischer Gelegenheitskrämpfe bei akuten metabolischen oder toxischen Ereignissen gesondert aufgeführt wird. Wo sind die symptomatischen Gelegenheitsanfälle einzuordnen, die bei einer Reihe anderer häufig vorkommender, akuter toxisch-metabolischer Störungen, beispielsweise bei den eitrigen Meningitiden, auftreten und die eigentlich auch in die letzte Gruppe gehören, dort aber nicht genannt werden?

Die Gelegenheitsanfälle könnten in Anlehnung an Hauser u. Kurland (1975) und Maytal et al. (1989) besser nach ätiologischen Kategorien klassifiziert werden:

- Fieberkrämpfe, bei denen das Fieber den einzigen provozierenden Faktor darstellt und wo ein afebriler Anfall nicht vorangegangen ist;
- idiopathische Anfälle, bei denen keine akute oder chronische ZNS-Läsion vorliegt; in diese Kategorie würden die Kinder mit einer möglichen familiären Belastung mit zerebralen Anfällen fallen, bei denen es aber bei einem isolierten Anfall bleibt;
- zurückliegend symptomatische Anfälle, die ohne eine Provokation auftreten, jedoch auf eine weit zurückliegende Hirnläsion zurückgeführt werden können, von der bekannt ist, daß sie das Anfallsrisiko erhöht (typische Beispiele: Zustand nach Schädel-Hirn-Trauma, Zustand nach ZNS-Infektionen oder seit der Geburt bestehende statische Enzephalopathie, erkennbar an einer mentalen Retardierung oder Zerebralparese);
- akute symptomatische Anfälle, die durch eine akute Erkrankung des ZNS (Beispiele: Meningitis, Hypoxie, akutes Schädel-Hirn-Trauma) oder eine akute Störung der Körperhomöostase (Beispiele: Hypoglykämie, akute Vergiftung) verursacht werden.

1.2 Ursachen, Häufigkeit, Altersverteilung

Bestimmte Noxen (elektrische Reize, zentrale Krampfgifte) können bei jedem Menschen einen epileptischen Anfall auslösen, andere Einflüsse, wie z.B. Fieber, führen nur bei Individuen mit einer genetisch determinierten erhöhten Bereitschaft in einem bestimmten Lebensalter zu zerebralen Anfällen. Die Gelegenheitskrämpfe treten einerseits in unmittelbarem Zusammenhang mit akuten entzündlichen, toxischen, metabolischen, traumatischen oder anderen Faktoren auf, auf die sie zurückgeführt werden können (symptomatische Gelegenheitsanfälle), andererseits aber auch ohne erkennbare Ursache als isolierte Anfälle (idiopathische Gelegenheitsanfälle). Symptomatische epileptische Gelegenheitsanfälle können bei einem Patienten auch wiederholt auftreten, dabei bleibt aber die Bindung an den Auslöser erhalten.

Alle Angaben zu Ursachen, Häufigkeit und Altersverteilung der Gelegenheitsanfälle sind abhängig von den gewählten Definitionen (symptomatische bzw. idiopathische Anfälle) und den Einschlußkriterien der Patienten (Kohortenstudien bzw. Patienten aus Krankenhäusern der verschiedenen Versorgungsebenen oder aus EEG-Labors und von niedergelassenen Neurologen), so daß viele Studien nicht ohne weiteres miteinander vergleichbar sind.

In der angloamerikanischen Literatur wird in der Regel zwischen provozierten und unprovozierten Krampfanfällen unterschieden, wobei es dabei aber auch keinen einheitlichen Gebrauch der Begriffe gibt. Hauser et al. (1990) haben für den ersten unprovozierten Krampfanfall folgende Definition gewählt: "Ein erster Krampfanfall wurde als unprovoziert definiert, wenn kein unmittelbar vorangegangener Auslöser festgestellt werden konnte. Krampfanfälle, die im Zusammenhang mit ungewissen Auslösern wie Schlafentzug oder Streß auftraten, wurden als unprovoziert angesehen." Hauser et al. schlossen in ihrer jüngsten Publikation (1993) in ihre Patientengruppe mit idiopathischen Anfällen auch Patienten mit neurologischen Abweichungen unklarer Genese oder mit im zerebralen CT oder MRT erkennbaren unklaren Läsionen mit ein. Die Anfälle dieser Patienten würden nach der revidierten Klassifizierung der Epilepsien und epileptischen Syndrome keinesfalls als idiopathisch, sondern als kryptogen definiert, dieser Begriff wurde aber in den bisher publizierten Studien über Gelegenheitsanfälle nicht verwendet.

Nach den Untersuchungen von Hauser u. Kurland (1975) trat bis zum Alter von 70 Jahren bei 8% der Bevölkerung von Rochester, Minnesota, USA, mindestens ein epileptischer Anfall auf, wobei diese Zahl alle Gelegenheitsanfälle einschließlich der Fieberkrämpfe sowie alle Epilepsien umfaßt. Von den Gelegenheitsanfällen sind neben Personen in höherem Lebensalter vor allem Kinder betroffen (Hauser u. Kurland 1975, Hauser et al. 1993). Im Kindesalter wiederum bilden die nur in den ersten Lebensjahren auftretenden Fieberkrämpfe die mit Abstand größte Untergruppe. Auch die Gelegenheitsanfälle als Symptom einer akuten neurologischen Erkrankung oder Störung der Homöostase kommen entsprechend der Häufigkeit der auslösenden Ursachen wie Meningitis, Schädel-Hirn-Trauma und Dehydratation vor allem im Säuglings- und Kleinkindalter vor (Hauser u. Kurland 1975).

In einer Untersuchung von Hauser et al. (1993) wurde die kumulative Häufigkeit der unprovozierten Anfälle (unter Ausschluß der Fieberkrämpfe und der akuten symptomatischen Anfälle) in der Gesamtpopulation von Rochester, Minnesota, USA, bis zu einem Alter von 74

Tabelle 2. Häufigkeit, Manifestationsalter und Ursachen des ersten Krampfanfalls im Kindesalter. (Nach Ellenberg et al. 1984)

NCPP-Studie, USA:
von 39 270 Kindern im Alter von 7 Jahren hatten:

- 4,9% (1939) **febrile Krampfanfälle**
  fast ausschließlich im Alter von 6 Monaten bis 4 Jahren
  – 4,6% (1806) Fieberkrämpfe
  – 0,3% (133) symptomatische Anfälle
  Ursachen: Meningitis, Enzephalitis 62%,
  metabolische Störungen bei akuter Gastroenteritis 15%

- 1,3% (513) **afebrile Krampfanfälle**
  ganz überwiegend (88%) im Alter bis zu 4 Jahren
  – 1% (385) nichtsymptomatische (unprovozierte) Anfälle
  – 0,3% (128) symptomatische Anfälle
  Ursachen: Trauma 34%, toxische Enzephalopathien 20%

Ausgeschlossen sind Patienten mit unbekanntem Alter bei Auftreten des Anfalls.

Jahren mit 4,1% angegeben, die kumulative Häufigkeit der Epilepsie betrug 3,1%. Etwa 25% dieser Personen mit unprovozierten Anfällen (1%) hatte demnach nur Gelegenheitsanfälle und keine Epilepsie.

Genaueren Aufschluß über die Häufigkeit, das Alter und die Ursachen des ersten Krampfanfalls im Kindesalter gibt die Studie von Ellenberg et al. (1984); die Daten sind in der Tabelle 2 zusammengestellt. Im Rahmen der NCPP-Studie, USA, wurden 39 270 Kinder von der Geburt bis zum Alter von 7 Jahren nachverfolgt. Jenseits der Neugeborenenperiode traten Krampfanfälle in Verbindung mit Fieber bei 5% der Kinder auf, und zwar fast ausschließlich im Alter von 6 Monaten bis 4 Jahren. Ohne Fieber hatten 1,3% der Kinder epileptische Anfälle, wiederum in der großen Mehrzahl bis zum Alter von 4 Jahren. Zu einem ähnlichen Ergebnis waren schon vorher van den Berg u. Yerushalmy (1969) gekommen, die eine Kohorte von 18 500 Kindern von der Geburt bis zum Alter von 5 Jahren beobachtet hatten.

1.3 Anfallstypen

Die Gelegenheitskrämpfe manifestieren sich nicht in allen Anfallsformen, die nach der revidierten klinischen und elektrographischen Klassifikation epileptischer Anfälle der Komission für Klassifikation und Terminologie der ILAE (1981) möglich wären (s. Anhang). Am häufigsten kommen generalisierte tonisch-klonische Anfälle (Grand-mal-Anfälle) vor, nicht selten treten aber auch fokale (partielle, lokale) Anfälle auf (Aicardi 1994, Hauser et al. 1993). Auch über atonische Anfälle wurde berichtet, nie jedoch über Absencen, myoklonische Anfälle oder Sturzanfälle, diese existieren demnach nur im Rahmen von Epilepsien (Ausnahme: Absencen neben atonischen Anfällen als Komplikation einer Piperazintherapie (Vohai u. Barnett 1989).

Bei den generalisierten Anfällen weisen die ersten klinischen Zeichen auf die initiale Beteiligung beider Großhirnhemisphären hin. Das Bewußtsein kann gestört sein, und die Bewußtseinsstörung kann die initiale Manifestation des Anfalls darstellen. Die motorischen Erscheinungen sind bilateral. Die iktualen EEG-Muster sind von Anfang an bilateral und entsprechen weit ausgebreiteten neuronalen Entladungen

1.3 Anfallstypen

in beiden Hemisphären. Der Grand-mal-Anfall stellt den Prototyp der epileptischen Anfälle dar. Er besteht aus einer Serie stereotyper motorischer und autonomer Erscheinungen in Verbindung mit dem Verlust des Bewußtseins. Während der tonischen Phase kommt es zu einer anhaltenden Muskelkontraktion, die den Patienten hinstürzen läßt, wenn er sitzt oder steht. Die tonische Kontraktion des Zwerchfells und der Interkostalmuskulatur verhindert Atembewegungen, so daß eine Zyanose resultiert. Nach etwa 10–30 s schließt sich die klonische Phase mit bilateralen symmetrischen Zuckungen an, deren Frequenz im Lauf der Zeit abnimmt, deren Intensität aber zunimmt. Es erscheint Schaum vor dem Mund, es kann in dieser Phase zum Zungenbiß kommen. Nach etwa 30–60 s erschlafft der Patient. Anschließend bleibt er für eine gewisse Zeit noch bewußtlos. Bei einem Teil der Patienten kommt es zu einem unwillkürlichen Urinabgang.

Im Kindesalter werden häufig Abweichungen von diesem Anfallsablauf beobachtet; die tonische Phase kann länger als die klonische anhalten, die klonische Phase kann aus nur wenigen Zuckungen bestehen, die tonische und die klonische Phase sind häufig asymmetrisch, und der Anfall verläuft insgesamt häufig weniger heftig als bei Jugendlichen oder Erwachsenen (Aicadi 1994).

Bei den partiellen Anfällen zeigen die ersten klinischen Zeichen und die EEG-Veränderungen die initiale Aktivierung des Neuronensystems eines Teils einer Hemisphäre an. Die Klassifizierung der partiellen Anfälle beruht primär darauf, ob das Bewußtsein gestört ist oder nicht (s. Anhang). Ist das Bewußtsein unbeeinträchtigt, so handelt es sich um einen einfachen fokalen Anfall, andernfalls handelt es sich um einen komplexen fokalen Anfall. Die Bewußtseinsstörung kann von Anfang an bestehen, oder ein einfacher fokaler Anfall kann auch in einen komplexen fokalen Anfall übergehen. Bei den Patienten mit gestörtem Bewußtsein können Verhaltensauffälligkeiten in Form von Automatismen auftreten. Ein partieller Anfall kann in einen generalisierten Anfall einmünden. Die Bewußtseinsstörung ist definiert als eine Unfähigkeit, aufgrund einer beeinträchtigten Wahrnehmung oder Reaktionsfähigkeit normal auf äußere Reize zu reagieren. Eine Reihe von Befunden spricht dafür, daß bei einfachen fokalen Anfällen gewöhnlich nur eine Hemisphäre betroffen ist und nur selten beide Hemisphären einbezogen sind, was aber bei komplexen fokalen Anfällen häufig der Fall ist. Partielle Anfälle können demnach einer der folgenden Untergruppen zugeordnet werden: 1) einfache partielle Anfälle, 2) komplexe partielle Anfälle und 3) partielle Anfälle mit Übergang in generalisierte tonisch-klonische Anfälle. Alle diese Anfallsformen kommen auch als idiopathische oder symptomatische Gelegenheitsanfälle vor.

1.4 Diagnostik nach dem ersten epileptischen Anfall

Die diagnostischen Maßnahmen nach dem ersten Anfall im Kindesalter richten sich nach den möglichen Ursachen, die sich aufgrund der Anamnese und des Untersuchungsbefundes des Kindes ergeben. Bei

Tabelle 3. Diagnostik beim ersten epileptischen Anfall im Kindesalter

- *Vollständige Anamnese*
- *Körperliche Untersuchung*
- *Neurologischer Status*
- *Laboruntersuchungen*
  - Blutbild, CRP, BSG
  - Blutzucker nüchtern, postprandial, Tagesprofil
  - Serum-Elektrolyte
  - Ca, (Mg), Phosphat, alk. Phosphatase
  - Kreatinin
  - SGOT, SGPT
  - Urinstatus
  - Lumballiquor (Kinder unter 12 Monate)
- *EKG, evtl. Stehversuch nach Schellong*
- *EEG-Diagnostik*
  - Wach-EEG
  - EEG im Spontanschlaf oder
  - Schlaf-EEG nach Schlafentzug
- *Weitere bildgebende Neurodiagnostik*
  - bei Säuglingen Schädelsonographie
  - bei neurologischer Vorschädigung, fokalen Anfällen und prolongierten Anfällen zerebrale CT, MRT

1.4 Diagnostik nach dem ersten epileptischen Anfall

unbekannter Ursache des Anfalls sollten auch bei neurologisch unauffälligen, altersentsprechend entwickelten Kindern die Untersuchungen durchgeführt werden, die in Tabelle 3 zusammengestellt sind.

Bei neurologisch vorgeschädigten Patienten ("remote symptomatic") empfiehlt sich die Durchführung einer zerebralen CT oder Kernspintomographie. Handelt es sich nicht eindeutig um eine statische Enzephalopathie, sondern möglicherweise um eine progrediente Enzephalopathie, so ist auch eine erweiterte Stoffwechseldiagnostik zu erwägen; die einzelnen Maßnahmen sind in Tabelle 4 aufgeführt. Eine solch umfassende Diagnostik nach einem einzelnen Anfall wird aber eher die Ausnahme bleiben.

Tabelle 4. Erweiterte Diagnostik nach dem ersten Krampfanfall bei Vorliegen einer Enzephalopathie unklarer Genese oder Verdacht auf progrediente Enzephalopathie

Internistische und neurologische Untersuchung
Psychologische Untersuchung
Informationen über das psychosoziale Umfeld
Laboruntersuchungen
• *Blut/Serum*
– Blutbild, Thrombozyten, BSG, Nüchternblutzucker, Blutzucker postprandial
– Serumelektrolyte einschließlich Ca und Magnesium
– Phosphat, alk. Phosphatase
– SGOT, SGPT, Gamma-GT, kleiner Gerinnungsstatus
– Alpha-Amylase, Kreatinin
– Gesamteiweiß, Elektrophorese, Immunglobuline
– Ammoniak (Stoffwechselstörungen im Harnstoffzyklus)
– Dünnschichtchromatographie der Aminosäuren
– Säure-Basen-Status, Laktat, Pyruvat (mitochondriale Zytopathien)
– Bei Kindern unter 3 Jahren Antikörper gegen Toxoplasmose, Zytomegalie
– Chromosomenanalyse bei Hinweis auf Chromosomenaberration

Tabelle 4. (Fortsetzung)

- *Urin*
  Routine-Status, Screening auf Stoffwechselstörungen (Störungen des Aminosäurenstoffwechsels, der organischen Säuren, des Zuckerstoffwechsels, Mukopolysaccharidosen)
- *Liquor*
  – Glukose, Zellzahl, Gesamteiweiß, Eiweißelektrophorese (chronische Entzündungen des ZNS)
  – Laktat (mitochondriale Zytopathien)
- *EEG-Diagnostik*
  – Wach-EEG
  – EEG im Spontanschlaf
  – Schlaf-EEG nach Schlafentzug
  – (Video-EEG mit simultaner Doppelbildaufzeichnung)
  – (mobiles Langzeit-EEG)
- *Weitere Neurodiagnostik*
  – bei Säuglingen Schädelsonographie
  – zerebrale CT oder Kernspintomographie (Angiographie)
- *Weiterführende Diagnostik*
  je nach Verdacht (Nervenleitgeschwindigkeit, Elektroretinogramm, Hirnstammpotentiale, Enzymdiagnostik, Biopsien usw.)

1.5 Therapie der Gelegenheitsanfälle

Das Ziel jeder antiepileptischen Langzeittherapie ist es, zu verhindern, daß weitere Anfälle auftreten. Deshalb ist es nicht notwendig, Antiepileptika anzuwenden, wenn der erste Anfall provoziert war und dessen Ursache in der Zukunft nicht mehr wirksam wird oder ausgeschaltet werden kann. Die allgemeinen therapeutischen Überlegungen nach dem ersten Anfall unter Berücksichtigung seiner Ursachen und des Lebensalters der Betroffenen sind in Tabelle 5 zusammengefaßt.

Handelt es sich um einen ersten unprovozierten Krampfanfall und ist das Wiederholungsrisiko hoch, so kann eine medikamentöse antiepileptische The-

1.5 Therapie der Gelegenheitsanfälle

Tabelle 5. Allgemeines therapeutisches Vorgehen nach dem ersten Krampfanfall. (Modifiziert nach So 1993)

Erster Krampfanfall		
Provoziert	*Nicht provoziert*	
	Erwachsene, Jugendliche	*Kinder*
Kann der auslösende Faktor beseitigt werden? Falls ja, ist eine AE-Therapie[a] unnötig. Falls nein, kann eine AE-Therapie[a] erwogen werden.	Schätze das Wiederholungsrisiko ein. Bewerte die medizinischen, sozialen, beruflichen und psychologischen Konsequenzen weiterer Anfälle. Berücksichtige den Wunsch des Patienten. Wäge Vorteile und Risiken der AE-Therapie[a] ab.	Keine AE-Therapie[a]

[a] *AE-Therapie* Antiepileptische Pharmakotherapie.

rapie erwogen werden, um das Auftreten weiterer Anfälle zu verhindern. Vor Beginn einer solchen weitreichenden therapeutischen Maßnahme sind jedoch deren Vorteile und Nachteile genau abzuwägen. Grundsätzlich müssen die allgemeinen Risiken einer Pharmakotherapie berücksichtigt werden und den Gefährdungen des Patienten durch weitere Anfälle gegenübergestellt werden (Tabelle 6).

Die Antiepileptika sind sehr wirksame Medikamente, deren Einsatz aber auch mit einer Reihe von Nebenwirkungen verbunden ist. Durch

Tabelle 6. Risiken der epileptischen Anfälle und der antiepileptischen Therapie. (Nach Shinnar 1993)

Risiko der Anfälle	Therapierisiko
Verletzungen	Kognitive Störungen
Status epilepticus	Verhaltensauffälligkeiten
Einschränkung der Aktivität	Systemische Toxizität
Soziales Stigma	Idiosynkratische Reaktionen
	Kosten (Medikament, Blutwerte)
	Teratogenität
	Stigma der chronischen Krankheit

diese Substanzen verursachte leichte Störungen der kognitiven Funktionen und des Verhaltens können unbemerkt bleiben. Neben den dosisabhängigen systemischen Nebenwirkungen können lebensbedrohliche idiosynkratische Reaktionen auftreten. Bei Mädchen in der Adoleszenz muß das teratogene Potential der Antiepileptika berücksichtigt werden, denn Schwangerschaften sind gerade in diesem Lebensabschnitt oft ungeplant. Einen eher verborgenen, aber nicht unwesentlichen Aspekt einer jahrelangen Medikamenteneinnahme stellt die Stigmatisierung des Patienten als chronisch krank dar (Shinnar 1993).

Nach dem gegenwärtigen Stand des Wissens verursacht ein kurzdauernder epileptischer Anfall keine Hirnschädigung (Freeman et al. 1987, Shinnar 1993). Gefahren für den Patienten gehen allenfalls von dem Bewußtseinsverlust und dem daraus resultierenden Hinfallen aus. Auch das mögliche Auftreten eines SE beeinträchtigt die gute Prognose nicht, denn das Risiko von Folgeschäden durch den Status an sich ist nach neueren Untersuchungen im Kindesalter minimal (Dunn 1988; Maytal et al. 1989).

Bei Kindern wird man folglich nach einem ersten Anfall in der Regel keine antiepileptische Langzeittherapie beginnen, es sei denn, es besteht ein außerordentlich stark erhöhtes Wiederholungsrisiko. Da bei Jugendlichen und Erwachsenen hingegen schon das Auftreten eines weiteren Anfalls ganz erhebliche nachteilige Konsequenzen haben kann, beispielsweise, wenn durch einen weiteren Anfall am Arbeitsplatz die berufliche Zukunft gefährdet wird, wird man sich in diesen Fällen sehr viel eher für eine antiepileptische Pharmakotherapie entscheiden. Der Vermeidung anfallsfördernder Faktoren wie Alkoholgenuß, Schlafentzug und Streß kommt bei diesem Personenkreis ganz besondere Bedeutung zu (Wolf 1993).

2 Fieberkrämpfe

Fieberkrämpfe stellen die bei weitem häufigste Form von Gelegenheitsanfällen im Kindesalter dar, bis zu 5% der Kinder sind davon betroffen. Es handelt sich dabei um Krampfanfälle als isolierte abnorme Reaktion des ZNS auf Fieber vielfältiger Ursachen. Diese altersabhängige Vulnerabilität des kindlichen Gehirns beruht wahrscheinlich auf einer genetischen Disposition, sie betrifft praktisch nur das Säuglings- und Kleinkindesalter.

2.1 Definition

Bezüglich der Definition der Fieberkrämpfe, ihres gesundheitlichen Risikos und deren Prophylaxe wurde 1980 in den USA von verschiedenen medizinischen Fachgesellschaften ein ,,consensus statement" erarbeitet (Freeman 1980). Die dort gewählte Definition der Fieberkrämpfe wird seitdem mit geringen Abweichungen weltweit am häufigsten angewandt, und sie wurde auch den internationalen Fieberkrampfstudien jüngeren Datums zugrunde gelegt. Diese Definition lautet: ,,Ein Fieberkrampf ist ein Ereignis des Säuglings- und Kleinkindesalters, das im Alter zwischen 3 Monaten und 5 Jahren auftritt und mit Fieber verbunden ist, ohne Hinweis auf eine intrakranielle Infektion oder eine andere definierte Ursache. Auszuschließen sind Krampfanfälle mit Fieber bei Kindern, bei denen vorher ein afebriler Krampfanfall aufgetreten ist. Fieberkrämpfe sind von der Epilepsie zu unterscheiden, welche durch das wiederholte Auftreten afebriler Krampfanfälle gekennzeichnet ist".

Diese Definition steht aber in einem gewissen Widerspruch zu der von der ILAE erarbeiteten Klassifizierung von Epilepsien und epileptischen Syndromen, in die Fieberkrämpfe nämlich unter der Überschrift "Spezielle Epilepsiesyndrome" aufgenommen worden sind. Nach Aicardi (1994) birgt diese Definition noch einige weitere Schwächen in sich. Das Wort "Ereignis" sei zu vage, denn Fieberkrämpfe seien epileptische Anfälle, wohingegen durch Fieber ausgelöste anoxische oder synkopale Anfälle als weitere mögliche akute Ereignisse nicht dazugehören. Weiterhin sei die Höhe des Fiebers nicht definiert, welche die Diagnose Fieberkrampf erlaubt; sind es Temperaturen ab 38 °C oder ab 38,5 °C? Auch das Fehlen einer intrakraniellen Infektion oder einer akuten Enzephalopathie bleibe eine unbewiesene Annahme, da diese als mögliche Ursachen eines Fieberkrampfs durch einen normalen Liquorbefund nicht sicher ausgeschlossen werden könnten, zumindest in einigen Fällen von febrilem SE, welche durch vaskuläre oder toxische Mechanismen hervorgerufen werden könnten.

2.2 Häufigkeit von Fieberkrämpfen

Die Häufigkeit beträgt je nach Definition der Fieberkrämpfe und Methode der Datenerhebung etwa 2–5% der Kinder vor dem Alter von 5 Jahren (Millichap 1968, Lennox-Buchtal 1973; Annegers et al. 1979; Hauser 1981; Leviton u. Cowan 1982), wobei es Regionen in der Welt gibt, in denen sie noch sehr viel häufiger vorkommen. In Japan liegt die Rate beispielsweise bei 7% und auf den Mariana-Inseln bei 14% der Kinder (Mathai et al. 1968; Stanhope 1972; Tsuboi 1984). Verläßliche Angaben ergeben sich am ehesten aus longitudinalen Bevölkerungsstudien. Nelson und Ellenberg fanden in den USA nach 7 Jahren eine Prävalenz der Fieberkrämpfe von 3,5% bei weißen Kindern und von 4,2% bei schwarzen Kindern (Nelson u. Ellenberg 1978). Die 1958 initiierte "British Birth Cohort Study" ergab bei den Kindern nach 5 Jahren eine Häufigkeit der Fieberkrämpfe von 2,4% (Ross et al. 1980), der "Child Health and Education Survey" eine Prävalenz von 2,3% (Verity et al. 1985 a). Jungen sind etwas häufiger als Mädchen betroffen, die Rate liegt zwischen 1,4 : 1 und 1,2 : 1 (Millichap 1968; Lennox-Buchtal 1973; Hauser 1981).

2.3 Manifestation der Fieberkrämpfe

Bei der größten Zahl der Fieberkrämpfe handelt es sich um kurzdauernde, bilaterale, klonische bzw. tonisch-klonische oder atonische Anfälle, postiktale Phänomene fehlen. Fokale Anfälle kommen ebenfalls vor. Bei den Patienten der großen Populationsstudie von Nelson u. Ellenberg (1978) manifestierten sich 4% der Fieberkrämpfe unilateral; einige dieser Anfälle waren von einer postiktalen Hemiparese gefolgt, die gewöhnlich nach einigen Stunden verschwunden war. 7,6% der Fieberkrämpfe hielten länger als 15 min und 4,3% länger als 30 min an, die meisten dauerten aber nur wenige Minuten und endeten spontan (bei 72% der Kinder unter 5 min). Nicht ganz ungewöhnlich ist auch das wiederholte Auftreten von Fieberkrämpfen innerhalb von 24 h (16% der Fieberkrämpfe nach Nelson u. Ellenberg 1976).

Den kurzdauernden, generalisierten und isoliert während einer Fieberperiode auftretenden Anfällen als einfachen Fieberkrämpfen (Anteil von 60%) werden die Fieberkrämpfe, die länger als 15 min anhalten, fokal ablaufen oder wiederholt während einer Fieberperiode auftreten, als komplexe oder komplizierte Fieberkrämpfe gegenübergestellt, da diese mit einem höheren Epilepsierisiko verbunden sind (Anteil von 40% an der Gesamtzahl). Einen dieser Risikofaktoren tragen 34% der Kinder, 2 oder mehr Risikofaktoren 6% der Patienten (Nelson u. Ellenberg 1978).

2.4 Ätiologische Faktoren

Die Pathogenese der Fieberkrämpfe ist unbekannt, ihr Auftreten ist aber per Definition mit den beiden ätiologischen Faktoren Fieber und Lebensalter verknüpft, außerdem spielt als dritter Faktor die genetische Prädisposition eine wichtige Rolle (Tabelle 7).

Tabelle 7. Fieberkrämpfe - Ätiologische Faktoren

- Fieber
  – über 38,5 °C
- Lebensalter
  – Manifestation bis zum Alter von 4 Jahren bei 85% der Kinder
    (Median:17-23 Monate)
- Genetische Faktoren
  – Fieberkrämpfe bei 25-40% der Verwandten 1. Grades
    (bei 9-22% der Geschwister, bei 8-17% der Eltern)

Fieberkrämpfe treten in der Regel in Verbindung mit einer klinisch manifesten extrazerebralen Infektion auf, am häufigsten bei Infektionen der oberen Luftwege, Otitis media acuta, gastrointestinalen Infektionen, Harnwegsinfektionen und besonders beim Exanthema subitum. Virusinfektionen liegen sehr viel häufiger zugrunde als bakterielle Infektionen, auch Impfungen (besonders gegen Pertussis und Masern) können Fieberkrämpfe auslösen (Lewis et al. 1979; Hirtz et al. 1983).

2.4.1 Fieber

Dem Krampfanfall geht in der Regel das Fieber voran, dieses überschreitet in den meisten Fällen 38,5 °C . Der Krampfanfall ereignet sich meist früh im Verlauf der fieberhaften Erkrankung, häufig während des initialen Fieberanstiegs und in der großen Mehrzahl der Fälle im Verlauf der ersten 24 h der akuten Erkrankung. Es ist unklar, welche Bedeutung die Geschwindigkeit des Fieberanstiegs, die Höhe des Fiebers und die Ursache des Fiebers für die Auslösung der Fieberkrämpfe haben (Milichap 1968; Minchon u. Wallace 1984). Laut der sehr umfangreichen Studie von Herlitz (1941) hatten 75% der Kinder eine Körpertemperatur von über 39 °C und 25% hatten eine Temperatur von über 40 °C.

2.4 Ätiologische Faktoren

2.4.2 Lebensalter

Das Auftreten der Fieberkrämpfe ist streng altersabhängig, laut Definition kommen sie zwischen 3 Monaten und 5 Jahren vor. Das mittlere Alter variiert zwischen 17 und 23 Monaten, je nach Anfallstyp und Geschlecht des Patienten (Aicardi 1994). Unilaterale und lang anhaltende Fieberkrämpfe treten im Mittel früher auf als bilaterale und kurzdauernde (16 Monate vs. 21 Monate). Vor dem Alter von 6 Monaten sind Fieberkrämpfe ein seltenes Ereignis, in diesen Fällen muß vor allem an eine akute Infektion des ZNS (eitrige Meningitis) gedacht werden. Auch nach dem Alter von 4 Jahren bis zum Alter von 7 oder 8 Jahren kommen Fieberkrämpfe eher selten vor, sie sind aber auch nicht ganz ungewöhnlich (Anteil 15%).

2.4.3 Genetische Aspekte

Es gibt umfangreiche Daten zur Genetik der Fieberkrämpfe. Unbestritten ist, daß Fieberkrämpfe familiär gehäuft auftreten, die angegebenen Häufigkeiten variieren jedoch erheblich (Übersicht bei Aicardi 1994). Eine positive Familienanamnese für Fieberkrämpfe findet sich je nach Studie in 25-40% der Fälle (Aicardi u. Chevrie 1976; Frantzen et al. 1970; Hauser u. Kurland 1975; Verity et al. 1985 a). Bei 9-22% der Geschwister traten Fieberkrämpfe auf, sowie bei 8% bis 17% der Eltern (Frantzen et al. 1970; Tsuboi 1977; Fukuyama et al. 1979). Ein polygenetischer Vererbungsmodus wird angenommen (Aicardi 1994). Einige Untersucher haben bei Verwandten von Kindern mit Fieberkrämpfen eine höhere Rate afebriler Anfälle als erwartet gefunden, andere nicht (Übersicht bei Aicardi 1994). Hauser et al. (1985) gaben an, daß nur dann eine erhöhte Epilepsierate bei den Verwandten zu finden war, wenn sich bei dem Kind mit Fieberkrämpfen später eine Epilepsie entwickelte.

2.5 Komplikationen von Fieberkrämpfen, Prognose

Alle theoretisch möglichen Komplikationen von Fieberkrämpfen sind in Tabelle 8 zusammengefaßt. Von vornherein soll jedoch betont werden, daß Fieberkrämpfe prinzipiell benigner Natur sind.

2.5.1 Mortalität

Das Risiko des Kindes, durch einen Fieberkrampf zu versterben, ist sehr gering (Hauser et al. 1980; Nelson u. Ellenberg 1978). Die Mortalität der 641 Personen mit Fieberkrämpfen aus der Rochester-Populationsstudie (Minnesota, USA) war nach mehr als 12 Jahren (Median) Nachbeobachtungszeit nicht erhöht. Von den 1706 Kindern der NCPP-Studie (USA) mit einem Fieberkrampf war kein Kind in direktem Zusammenhang mit diesem Ereignis verstorben (Nelson u. Ellenberg 1978).

2.5.2 Permanente neurologische und mentale Folgeschäden

Auch bezüglich des Risikos eines Hirnschadens durch Fieberkrämpfe ergibt die Verlaufsbeobachtung der Fieberkrampfgruppe der NCPP-Studie günstige Resultate, es traten keine bleibenden Hemiplegien oder andere motorische Läsionen auf, auch rezidivierende oder prolongierte Krampfanfälle führten zu keinen intellektuellen Einbußen. Geschwi-

Tabelle 8. Mögliche Komplikationen von Fieberkrämpfen

- Tod
- Permanente neurologische und mentale Folgeschäden
- Psychosoziale Auswirkungen
- Wiederholung von Fieberkrämpfen
- Auftreten von afebrilen Anfällen und Epilepsien

sterpaare mit und ohne Fieberkrämpfe (jeweils 431 Kinder) hatten den gleichen IQ im Alter von 7 Jahren (Nelson u. Ellenberg 1978). Dasselbe Ergebnis ergab die Langzeitbeobachtung von Kindern mit Fieberkrämpfen aus 2 britischen Studien: die British-Birth-Survey-Studie [von 16004 überlebenden Neugeborenen einer Woche im April 1970 hatten 303 Kinder bis zum Alter von 5 Jahren einen einfachen oder komplizierten Fieberkrampf gezeigt (Verity et al. 1985 b)] sowie die NCDS [346 Kinder mit Fieberkrämpfen, die einem unausgewählten Kollektiv von 15496 in England, Schottland und Wales in einer Woche im März 1958 geborenen Kindern entstammten, erbrachten im Alter von 11 Jahren normale Schulleistungen (Ross et al. 1980)]. Auch die Kinder, bei denen die Fieberkrämpfe schon im ersten Lebensjahr aufgetreten sind, haben eine gute Langzeitprognose bezüglich ihrer mentalen Entwicklung (Rintahaka et al. 1993).

2.5.3 Psychosoziale Auswirkungen

Für die Eltern stellt das Auftreten eines Fieberkrampfs eine ungeheure Bedrohung dar. Eine nachträgliche Befragung der Eltern nach dem 1. Fieberkrampf ergab, daß viele glaubten, ihr Kind würde während des Anfalls versterben (Baumer et al. 1981). Die Möglichkeit des Auftretens noch weiterer Fieberkrämpfe kann die familiäre Situation erheblich beeinträchtigen. Verschiedene psychosoziale Aspekte von Fieberkrämpfen sind in mehreren Monographien umfassend dargestellt worden (Lennox-Buchthal 1973; Nelson u. Ellenberg 1981; Wallace 1988).

2.5.4 Wiederholungsrisiko von Fieberkrämpfen

Etwa 30-35% der Kinder mit einem Fieberkrampf erleiden einen oder mehrere weitere Fieberkrämpfe (Frantzen et al. 1968; Nelson u. Ellenberg 1978; van den Berg u. Yerushalmy 1969; Wallace 1988; Hirtz 1989; Berg et al. 1990; Berg et al. 1992). Tritt der Fieberkrampf vor dem Ende des ersten Lebensjahrs auf, beträgt das Wiederholungsrisiko

50% (Hirtz 1989). Die Hälfte der Kinder mit 2 Fieberkrämpfen zeigt weitere Fieberkrämpfe, wobei etwa 10% der Kinder mit Fieberkrämpfen mehr als 3 Fieberkrämpfe hat (Hauser 1981). Etwa die Hälfte der Rezidive findet innerhalb von 6 Monaten statt, 2/3 innerhalb eines Jahrs und 90% innerhalb von 2 Jahren (Nelson u. Ellenberg 1978).

Welche Faktoren das Wiederholungsrisiko von Fieberkrämpfen beeinflussen, wurde kürzlich in einer umfassenden Metaanalyse dargestellt (Berg et al. 1990). Bei 4 414 Kindern mit Fieberkrämpfen aus 14 Studien fand sich eine Gesamtwiederholungsrate von 34,3%. Folgende Risikofaktoren werden als signifikant angegeben: junges Alter bei erstem Fieberkrampf (unter einem Jahr) und eine positive Familienanamnese bezüglich Fieberkrämpfen, das Wiederholungsrisiko steigt durch einen der beiden Faktoren von 30 auf 50%. Fokale, prolongierte oder wiederholte Fieberkrämpfe während einer Fieberperiode erhöhen das Wiederholungsrisiko nur gering von 30 auf 37%. Bezüglich der neurologischen Vorschädigung als Risikofaktor bestand ein positiver Trend,

Tabelle 9. Fieberkrampfrezidive - eine prospektive Studie. (Nach Berg et al. 1992)

Prospektive Kohortenstudie aus 4 Krankenhäusern mit 347 Kindern nach einem ersten Fieberkrampf (*FK*)

Wiederholungsrate der FK nach 20 Monaten (Median): 27%
(kumulatives Risiko: 6 Monate 14%; 1 Jahr 25%; 2 Jahre 30%)

Ein erhöhtes Risiko für weitere FK war assoziiert mit folgenden Faktoren[a]:

- Dauer des Fiebers vor dem ersten Anfall
  (1Std 44%; 1 - 24 Std 23%; >24 Std 13%)
- Höhe der Körpertemperatur
  (38,3°C 35%; 38,9°C 30%; 39,4°C 26%; 40°C 20%; 40,6°C 13%)
- Alter < 18 Monate
- positive Familienanamnese für FK

Eine positive Familienanamnese für Epilepsie, komplexe Fieberkrämpfe und entwicklungsneurologische Auffälligkeiten erhöhten das Risiko nicht!

[a] in Klammern jeweiliges Risiko in Abhängigkeit von der Dauer des Fiebers und der Höhe der Temperatur

2.5 Komplikationen von Fieberkrämpfen, Prognose

jedoch war keine statistisch gesicherte Aussage möglich. Die familiäre Belastung mit afebrilen Krampfanfällen spielte als Risikofaktor nur eine untergeordnete Rolle.

Zu dem gleichen Ergebnis kommen Berg et al. (1992) anhand einer prospektiven Kohortenstudie aus 4 Krankenhäusern mit 347 Kindern nach einem ersten Fieberkrampf (Tabelle 9). Das kumulative Wiederholungsrisiko betrug nach einem Jahr 25%, nach 2 Jahren 30%. Ein erhöhtes Risiko für weitere Fieberkrämpfe war mit folgenden Faktoren assoziiert:

- Dauer des Fiebers vor dem ersten Anfall:
  Je kürzer die Zeitdauer des Fiebers vor dem Anfall, um so höher war die Wiederholungsrate der Fieberkrämpfe;
- Höhe der Körpertemperatur:
  Je höher die im Zusammenhang mit dem Fieberkrampf gemessene Körpertemperatur war, um so niedriger war die Wiederholungsrate;
- Alter 18 Monate;
- positive Familienanamnese für Fieberkrämpfe.

Eine positive Familienanamnese für Epilepsie, komplexe Fieberkrämpfe und entwicklungsneurologische Auffälligkeiten vor dem Auftreten des Fieberkrampfs erhöhten das Risiko nicht.

Von Knudsen (1988) ist schon auf das junge Alter als dem wichtigsten Risikofaktor für das Wiederauftreten der Fieberkrämpfe hingewiesen worden. Die Beziehung zwischen hoher Körpertemperatur und niedrigerer Wiederholungsrate ist auch von El-Radi u. Banajeh (1989) beschrieben worden.

Zur Identifikation von Kindern mit einem besonders hohen Rezidivrisiko haben verschiedene Autoren Faktorenkombinationen analysiert (Knudsen 1985 a; Verity et al. 1985; Shirt et al. 1987). Es zeigte sich, daß junges Alter (je nach Autor unter 12, 15 oder 18 Monaten) in Verbindung mit einer familiären Belastung mit Fieberkrämpfen und/oder Epilepsie und/oder kombiniert mit komplexen Fieberkrämpfen das Risiko erheblich erhöht. Insgesamt macht allerdings die Gruppe mit einem besonders hohen Wiederholungsrisiko (über 75%) nur 3–10% der Kinder aus (Berg et al. 1990).

2.5.5 Epilepsierisiko nach Fieberkrämpfen

Im Hinblick auf das Epilepsierisiko ist unumstritten, daß sich dieses nach dem Auftreten eines Fieberkrampfs für das betreffende Kind erhöht und zwar von 0,5% der Durchschnittsbevölkerung auf 2-4,4% je nach Beobachtungsdauer und Studie. Der von verschiedenen Autoren gefundene Prozentsatz der Epilepsien nach Fieberkrämpfen ist in der Tabelle 10 zusammengestellt. Ergänzend ist auch die Häufigkeit eines oder mehrerer afebriler Anfälle nach Fieberkrämpfen angegeben: Die

Tabelle 10. Afebrile Anfälle und Epilepsien nach Fieberkrämpfen. (Modifiziert nach Beck-Mannagetta 1987)

Autoren	Ort	Zahl der Kinder	Datenerhebung [Jahre]	Afebrile Anfälle [%]	Epilepsien [%]
Frantzen et al. (1968)	Gentofte-Population	200	5	4,6	2,5
Stanhope et al. (1972)	Guam-Population	236	-	-	3,0
Van den Berg (1974)	Health-Plan-Geburtsregister	246	4	3,3	-
Nelson u. Ellenberg (1976)	NCPP-Geburtsregister	1706	7	3,0	2,0
Annegers et al. (1979)	Rochester-Population	666	15	5,1	4,4
Ross et al. (1980)	Brit. NCD-Geburtsregister	366	14	6,0	-
Tsuboi (1986)	Fuchu-Population	1406	7	3,6	-
Verity u. Golding (1991)	Brit. Birth-Survey-Register	382	10	3,4	2,4

etwas höhere Rate von 3-6% zeigt, daß es bei einigen Kindern nur bei einem afebrilen Krampfanfall bleibt.

In 2 älteren Studien wurde das Epilepsierisiko nach einfachen Fieberkrämpfen mit 1,5% im Alter von 7 Jahren (NCPP-Studie) (Nelson u. Ellenberg 1976; Nelson u. Ellenberg 1978) bzw. 2% im Alter von 4 Jahren (Heijbel et al. 1980) angegeben.

Die Epilepsierate in Abhängigkeit von verschiedenen Risikofaktoren wurde erstmals anhand der 1706 Kinder mit Fieberkrämpfen aus der NCPP-Studie umfassend analysiert (Nelson u. Ellenberg 1976; Nelson u. Ellenberg 1978), die Tabelle 11 gibt einige der Daten wieder.

Die Risikofaktoren in bezug auf das Auftreten einer Epilepsie und die Wiederholung von Fieberkrämpfen sind verschieden, dieses wird durch die epidemiologischen Daten belegt. Folgende Risikofaktoren waren mit einem erhöhten Epilepsierisiko verbunden: familiäre Belastung mit afebrilen Krampfanfällen, ein komplexer erster Fieberkrampf und vorbestehende neurologische Auffälligkeit. Im Vergleich zu den

Tabelle 11. Risikofaktoren bezüglich Epilepsien nach Fieberkrämpfen.(Nach Nelson u. Ellenberg 1976), (NCPP-Studie: Follow-up von 1706 Kindern im Alter von 7 Jahren, n = Anzahl der Kinder)

Faktoren		Epilepsierate [n/1000]
Keine Fieberkrämpfe		5
Fieberkrämpfe insgesamt		20
1. einfacher Fieberkrampf	15	
1. komplexer Fieberkrampf	41	
prolongiert	31	
multiple Anfälle	42	
fokal	71	
Neurologischer Status vorher normal		12
1. einfacher Fieberkrampf	11	
1. komplexer Fieberkrampf	17	
Neurologischer Status vorher pathologisch		39
1. einfacher Fieberkrampf	28	
1. komplexer Fieberkrampf	92	

einfachen Fieberkrämpfen, die mit einem Epilepsierisiko von 1% verbunden waren (60% der Kinder betreffend), stieg es auf 2%, falls einer der genannten Faktoren zutraf (34% der Kinder), und bis auf 10%, falls 2 oder alle 3 Faktoren vorhanden waren, letzteres betraf aber nur 6% der Gesamtgruppe aller Kinder mit Fieberkrämpfen (Nelson u. Ellenberg 1978). Von den Patienten der NCPP-Studie entwickelten lediglich 4,1% der Kinder mit einem komplexen Fieberkrampf bis zum Alter von 7 Jahren eine Epilepsie. Das Risiko war noch geringer (1,7%), falls der komplexe Fieberkrampf bei einem sonst altersgemäß entwickelten Kind auftrat. Der Annahme, daß gerade prolongierte febrile Krampfanfälle eine ungünstige Prognose hätten, widerspricht das Resultat der genannten NCPP-Studie: Von 74 Kindern, bei denen der Krampfanfall länger als 30 min anhielt, entwickelten nur 3 Kinder später eine Epilepsie, somit war das Risiko gegenüber den übrigen Gruppen nicht signifikant erhöht (Nelson u. Ellenberg 1978). Hier ist allerdings als Kritik anzuführen, daß die Kinder möglicherweise nicht lange genug nachbeobachtet wurden. Die relativ gute Prognose nach langanhaltenden Fieberkrämpfen wird bestätigt durch die Nachuntersuchung der 14 902 Kinder einer britischen Kohortenstudie im Alter von 10 Jahren (Verity et al. 1993): Es gab keine Todesfälle und keine nachfolgenden epileptischen Staten. Im Vergleich zu den Kindern mit einem afebrilen SE, von denen 82% eine Epilepsie bekamen, war dieses nur bei 21% der Kinder mit einem febrilen Status der Fall.

Sehr verbreitet ist die Vorstellung, daß nach einem einfachen Fieberkrampf ein prolongierter Fieberkrampf auftreten könne, der zur Ursache einer Epilepsie werden könne. Die Daten der NCPP-Studie sprechen gegen diese Abfolge der Ereignisse: Nur 3 der 34 Kinder, bei denen bis zum Alter von 7 Jahren eine Epilepsie aufgetreten war, hatten zuvor einen prolongierten Fieberkrampf (länger als 15 min andauernd) gehabt (Nelson u. Ellenberg 1981).

Die besonders lange Nachbeobachtungszeit von 687 Kindern bis zum Alter von 25 Jahren im Rahmen der Rochester-Populationsstudie (Annegers et al. 1987) zeigte bezüglich des Auftretens afebriler Anfälle (die Epilepsierate liegt etwas tiefer, s. oben) folgendes Ergebnis (Tabelle 12). Ein besonders hohes Risiko (eine Rate von 55%) fand sich bei Kindern mit einer Zerebralparese oder einer mentalen Retardierung vor

Auftreten des ersten Fieberkrampfs. Das Risiko für afebrile Anfälle stieg aber auch in Abhängigkeit von den folgenden 3 Charakteristika der Fieberkrämpfe selbst: prolongierter Krampfanfall (Dauer über 10 min), fokale Zeichen während oder nach dem Anfall sowie 2 oder mehr Anfälle innerhalb von 24 h. Die Fieberkrämpfe mit diesen Charakteristika (komplexe oder komplizierte Fieberkrämpfe) hatten ein deutlich erhöhtes Risiko bezüglich afebriler Anfälle (6-8%) im Vergleich zu den einfachen Fieberkrämpfen mit nur einem gering erhöhten Risiko (2,4%). Trafen 2 der 3 Risikofaktoren gleichzeitig zu, so erhöhte sich das Risiko afebriler Krampfanfälle auf etwa 20%, bei Zusammentreffen aller 3 Charakteristika auf etwa 50% (Annegers et al. 1987).

Die Vermutung, daß die Fieberkrämpfe, die vor dem Alter von 12 Monaten auftreten, mit einem höheren Epilepsierisiko (z.B. myoklonischen Epilepsien) verbunden seien als die später auftretenden, wird durch die Ergebnisse einer neuen Studie aus Finnland widerlegt (Rintahaka et al. 1993).

Tabelle 12. Prognostische Faktoren bezüglich des Auftretens afebriler Anfälle nach Fieberkrämpfen. (Nach Annegers et al. 1987). Nach einer mittleren Beobachtungszeit von 18 Jahren waren bei 7% von 687 Kindern der Rochester-Populationsstudie afebrile nichtprovozierte Anfälle aufgetreten

Prognostische Faktoren	Rate der Patienten mit afebrilen Anfällen [%]
Einfache FK	2,4
Komplexe FK[a]	
- 1 Faktor	6–8
- 2 Faktoren	17–22
- 3 Faktoren	49
Folgende Assoziationen wurden festgestellt:	
• Generalisierte Anfälle mit 1) Zahl der FK und 2) positiver Familienanamnese für nichtprovozierte Anfälle	
• Fokale Anfälle mit allen 3 Faktoren der komplexen FK	

[a] Prolongiert, fokal oder mehrere Anfälle während einer Fieberperiode.

Wahrscheinlich gibt es Beziehungen zwischen den Fieberkrämpfen und bestimmten Formen der idiopathischen Epilepsien; bei den Patienten mit benignen fokalen Epilepsien oder mit Absenceepilepsien kommen beispielsweise in der Vorgeschichte häufiger Fieberkrämpfe vor, als aufgrund der epidemiologischen Daten zu erwarten wäre (Aicardi 1994).

Fieberkrämpfe als benignes Syndrom

Von Berg (1992) wurden die oben dargelegten epidemiologischen Daten über Fieberkrämpfe und Epilepsien benutzt, um die Fieberkrämpfe als benignes Syndrom von den Epilepsien abzugrenzen. Sie stellte folgende Überlegungen an: Wenn die Fieberkrämpfe eine Epilepsie darstellten, dann wäre zu erwarten, daß folgende Hypothesen zutreffen: Hypothese 1: Nach dem ersten Fieberkrampf ist das Risiko für weitere Fieberkrämpfe und afebrile Anfälle gleich; Hypothese 2: Die prädiktiven Faktoren für Fieberkrämpfe und afebrile Anfälle sind gleich. Die epidemiologischen Daten belegen aber, daß beide Hypothesen nicht zutreffen (Tabelle 13).

Tabelle 13. Vergleich der Prädiktoren für rekurrierende Fieberkrämpfe und afebrile Anfälle bei Kindern mit einem ersten Fieberkrampf. (Nach A.T. Berg 1992)

Möglicher Risikofaktor	Stärke der Assoziation	
	Rekurrierende Fieberkrämpfe	Afebrile Anfälle
Geringes Alter beim ersten Fieberkrampf	Stark	Keine Assoziation
Positive Familienanamnese für Fieberkrämpfe	Stark	Keine Assoziation
Komlexe Fieberkrämpfe	Schwach	Stark
Positive Familienanamnese für Epilepsie	Schwach	Stark
Neurologische Abnormalitäten	Schwach	Stark

Assoziation zwischen Fieberkrämpfen und Epilepsien mit komplex-fokalen Anfällen

Schon lange wird vermutet, daß komplizierte Fieberkrämpfe, insbesondere prolongierte Fieberkrämpfe, einen kausalen Faktor für Epilepsien mit komplex-fokalen Anfällen darstellen würden. Theoretisch gibt es 3 mögliche Beziehungen zwischen den Fieberkrämpfen und komplex-fokalen Epilepsien (Leviton u. Cohan 1981):
1) eine direkte oder kausale Assoziation,
2) eine sekundäre Assoziation in der Form, daß sie die gleichen Risikofaktoren haben, und
3) Fieberkrämpfe stellen die frühe Manifestation dieser Epilepsieform dar.

Verschiedene Studien, die sich mit dieser Frage beschäftigt haben, kommen jedoch zu widersprüchlichen Ergebnissen, so daß die Frage nach der kausalen Beziehung zwischen Fieberkrämpfen und Temporallappenepilepsien noch unbeantwortet bleiben muß (Ounsted et al. 1966; Falconer 1971; Aicardi u. Chevrie 1976; Wallace 1977; Nelson u. Ellenberg 1978; Rasmussen 1979; Lee et al. 1981; Schmidt et al. 1985; Annegers et al. 1987; Rocca et al. 1987).

Auffällig ist immerhin, daß 9% bis 50% der Patienten, die wegen therapieresistenter komplex-fokaler Anfälle prächirurgisch untersucht worden sind, eine Vorgeschichte mit Fieberkrämpfen, bzw. febrilem SE haben (Green 1967; Jensen 1976; Lindsay et al. 1984). Andererseits haben jüngere Studien gezeigt, daß der SE, insbesondere auch der febrile SE, sehr viel seltener zu einer permanenten Hirnschädigung und zu komplex-fokalen Epilepsien zu führen scheint, als bisher angenommen wurde (Rich et al. 1987; Dunn 1988; Maytal et al. 1989; Maytal u. Shinnar 1990). Als Erklärung für diesen Widerspruch bietet sich an, daß lange Zeit das meiste Wissen über Temporallappenepilepsien aus hoch spezialisierten Epilepsiekliniken stammte, deren Patientenserien sich aus ausgewählten schweren Fällen zusammensetzten. Erst die in jüngster Zeit erschienenen Populationsstudien geben den Sachverhalt der Beziehung der Fieberkrämpfe zu komplex-fokalen Epilepsien genauer wider (Annegers et al. 1987; Rocca et al. 1987; Verity u. Golding 1991). Diese Studien, einschließlich der umfangreichen, als Case-Control-Studie angelegten Populationsstudie von Rocca et al. (1987) konnten die schon vorher wiederholt beschriebene Assoziation zwischen Fieberkrämpfen und komplex-fokalen Epilepsien bestätigen. Bei den Fieberkrämpfen mit nachfolgenden Temporallappenepilepsien handelte es sich aber in der Regel um komplizierte Fieberkrämpfe, und ein Teil der Kinder war neurologisch vorgeschädigt oder schon vorher mental retardiert gewesen. Annegers et al. (1987) bieten aufgrund der Datenanalyse ihrer Populationsstudie die Erklärung an, daß eine vorbestehende Hirnschädigung sowohl zu komplexen Fieberkrämpfen als auch zu Epilepsien mit komplex-fokalen Anfällen disponiere.

Diese epidemiologischen Ergebnisse werden unterstützt durch tierexperimentelle Untersuchungen an jungen und erwachsenen Ratten, die zeigen, daß eine Hippocampusläsion nach Krampfanfällen bei jungen Tieren sehr viel seltener auftritt als bei erwachsenen Tieren (Sperber et al. 1992).

2.6 Diagnostik bei Fieberkrämpfen

Eine Routinediagnostik ist nicht erforderlich, die spezielle Diagnostik richtet sich nach dem Alter des Kindes und der Fieberursache (Joint Working Group of the Research Unit of the Royal College of Physicians and the British Paediatric Association 1991). Die größte Sorge besteht bei den behandelnden Ärzten darin, daß eine beginnende eitrige Meningitis übersehen werden könnte. Eine Lumbalpunktion sollte deshalb unter folgenden Umständen durchgeführt werden:

- bei Meningismus
- Alter < 12 Monate obligat; Alter 12–18 Monate fakultativ
- nach einem komplizierten FK
- bei ungewöhnlich lang anhaltender Schläfrigkeit.

Das EEG hat keine Bedeutung in der Behandlung des Fieberkrampfs, denn zahlreiche Patienten zeigen pathologische Abweichungen innerhalb der ersten Woche nach einem Fieberkrampf, und zwar am Tag des Fieberkrampfs bis zu 88% der Kinder, nach 3–7 Tagen bis zu 33% der Patienten. Die häufigsten Veränderungen sind Verlangsamungen, vorwiegend posterior, aber auch asymmetrisch oder unilateral lokalisiert. Epileptische Veränderungen kommen in den ersten Tagen nach dem Anfall nur selten vor (Frantzen et al. 1968; Lennox-Buchtal 1973; Laplane et al. 1977).

Auch der Wert des EEG für prognostische Aussagen ist gering (Stores 1991, Aicardi 1994). Prospektive Studien haben gezeigt, daß keine Beziehung zwischen epileptiformen Paroxysmen und dem späteren Auftreten einer Epilepsie besteht. Das EEG spielt jedoch eine wichtige Rolle bei genetischen Untersuchungen. Doose et al. (1983) konnten nachweisen, daß ein oder mehrere genetisch determinierte EEG-Muster bei bis zu 88% der Kinder mit Fieberkrämpfen zu finden waren. Im Wach-EEG traten bei 54% der Kinder biparietale Theta-Rhythmen auf, bei 49% Spike-and-wave-Entladungen und Photosensibiltät bei 42% der Patienten.

Bei Verdacht auf anfallsauslösende hirnpathologische Veränderungen (neurologische Vorschädigung des Kindes, fokaler Krampfanfall, prolongierter Krampfanfall, ungewöhnlich lange Schläfrigkeit) sollte ein EEG durchgeführt werden, in diesen Fällen haben aber die zerebrale CT oder das zerebrale NMR eine sehr viel größere Aussagekraft.

2.7 Differentialdiagnose der Fieberkrämpfe

Wenn bei einem Säugling oder Kleinkind in Verbindung mit Fieber ein Krampfanfall auftritt, so können diesem drei verschiedene Ursachen zugrunde liegen.

Bei der großen Mehrzahl der Kinder handelt es sich um benigne Fieberkrämpfe (Fieberkrämpfe im engeren, eigentlichen Sinn).

Eine zweite, sehr viel kleinere Gruppe bilden die Kinder, bei denen der febrile Krampfanfall das Symptom einer akuten Hirnläsion (ZNS-Infektionen bzw. akute toxisch-metabolische Enzephalopathien) darstellt. Die Anamnese, besondere Anfallsmerkmale (komplizierter Fieberkrampf) und der klinische Untersuchungsbefund (auffallend lange Schläfrigkeit nach dem Anfall, Meningismus, neurologische Ausfälle) weisen auf die akute ZNS-Erkrankung hin. Eine entsprechende weiterführende Diagnostik muß durchgeführt werden (s. unter 2.6). Die verschiedenen Ursachen der symptomatischen Krampfanfälle bei akuten fieberhaften Erkrankungen des ZNS werden an anderer Stelle (s. unter 4.2 und 4.4) ausführlich besprochen.

Zur einer dritten, ebenfalls sehr kleinen Gruppe gehören die Kinder, bei denen das Fieber im Rahmen einer akuten Erkrankung zur Manifestation einer bisher latenten Epilepsie führt, die fieberhafte Erkrankung wirkt dabei lediglich als Realisationsfaktor (Trigger) der Epilepsie. In einem solchen Fall können dem "Fieberkrampf" (besser wäre die Bezeichnung erster Krampfanfall bei Fieber) eine genetische Epilepsiedisposition, eine Stoffwechselkrankheit oder eine andere hirnorganische Ursache zugrunde liegen. Die von Doose (1989) näher beschriebene frühkindliche Grand-mal-Epilepsie, die im späten Säuglingsalter oder im Kleinkindesalter einsetzt und mit generalisierten tonisch-klonischen Anfällen, z.T. auch mit alternierenden Hemi-Grand mal-Anfällen einhergeht, kann beispielsweise mit einem Krampfanfall bei Fieber beginnen. Anfangs ist aber noch keine Abgrenzung von den benignen Fieberkrämpfen möglich, zumal da zu diesem Zeitpunkt das EEG häufig noch normal ausfällt. Erst der weitere Verlauf macht die Diagnose dieser teilweise maligne verlaufenden Epilepsie möglich. Auch die myoklonisch-astatische Epilepsie und die schwere myoklonische Epilepsie des Kleinkindalters können mit einem Krampfanfall bei Fieber beginnen (Doose 1989, Dravet et al. 1992).

2.8 Therapie der Fieberkrämpfe

In der Behandlung von Fieberkrämpfen ist zwischen der Akuttherapie zur Anfallsunterbrechung und der Prophylaxe weiterer Anfälle durch intermittierende oder langzeitige permanente Verabreichung von Antiepileptika zu unterscheiden (Tabelle 14).

2.8.1 Akute Therapie von Fieberkrämpfen

Während des Anfalls sollte das Kind in eine stabile Seitenlage oder in die Bauchlage gebracht werden, für freie Atemwege muß gesorgt werden. Dauert ein Anfall länger als 3-5 min, sollte flüssiges Diazepam

2.8 Therapie der Fieberkrämpfe

Tabelle 14. Therapie der Fieberkrämpfe

Akuttherapie	Prophylaxe
Antikonvulsiva – Diazepam flüssig rektal – Clonazepam, Diazepam i.v. Fiebersenkende Maßnahmen Antipyretika (Paracetamol) Wadenwickel Adäquate Flüssigkeitszufuhr	Fiebersenkende Maßnahmen Intermittierende Prophylaxe – Diazepam rektal (Supp., flüssig) – Diazepam oral Langzeitprophylaxe Phenobarbital Valproat

(keine Zäpfchen!) rektal verabreicht werden (0,5 mg/kg Körpergewicht): 2,5–5 mg für Säuglinge, 5–7,5 mg für ältere Kinder. Durch das Zusammendrücken der Gesäßbacken für einige Minuten kann das Zurücklaufen der Diazepamlösung verhindert werden. Eine wirksame Diazepamkonzentration im Plasma ist nach 2-4 min zu erwarten. Falls der Anfall nach 5 min nicht sistiert, kann dieselbe Dosis noch einmal verabreicht werden. Ohne die Möglichkeit einer Beatmung sollte die Gesamtdosis von 1 mg Diazepam/kg Körpergewicht nicht überschritten werden. In einer Klinik kann dann ärztlicherseits der Anfall mittels langsamer intravenöser Gabe von Diazepam (0,25–0,5 mg/kg) oder Clonazepam (0,025–0,05 mg/kg) unterbrochen werden. Falls der Anfall nach längstens 30 min mit einer kumulativen rektalen und intravenösen Diazepamdosis von 2–3 mg/kg Körpergewicht nicht gestoppt werden kann, sollte die weitere Therapie wie beim SE erfolgen.

Nach dem Sistieren des Anfalls schließen sich Maßnahmen zur Senkung der Körpertemperatur (Antipyretika, Wadenwickel) und zur Behandlung der Grundkrankheit an.

2.8.2 Prophylaxe von Fieberkrämpfen

Es ist sicher wünschenswert, nach einem ersten Fieberkrampf das weitere Auftreten von Fieberkrämpfen zu verhindern, denn ein Krampfanfall ist ein bedrohliches Ereignis. Jeder Krampfanfall birgt das Risiko einer Hirnschädigung in sich. Im Rahmen pulmonaler Erkrankungen mit respiratorischer Insuffizienz könnte es durch den Krampfanfall zu einer hypoxischen Hirnschädigung kommen (Rosman et al. 1993). Vorbeugende Schritte umfassen einerseits fiebersenkende Maßnahmen, da Fieberkrämpfe eher bei höheren Körpertemperaturen auftreten als bei niedrigeren, andererseits eine antikonvulsive Prophylaxe. Letztere können in Form der Langzeitprophylaxe oder in Form der intermittierenden Prophylaxe zur Zeit der fieberhaften Infektionen vorgenommem werden. Das Für und Wider dieser Maßnahmen ist von Knudsen umfassend dargelegt worden (Knudsen 1991).

Antipyretische Prophylaxe

Obwohl es nach dem Auftreten eines Fieberkrampfs geläufige Praxis ist, bei weiteren fieberhaften Infektionen frühzeitig (ab einer Körpertemperatur von 38 °C) physikalische abkühlende Maßnahmen und Paracetamol als fiebersenkendes Medikament anzuwenden, gibt es keine kontrollierten Studien, welche die Wirksamkeit dieses Vorgehens belegen. Durch eine konsequente Antipyrese sollte es aber eigentlich möglich sein, die Rezidivrate zu senken, da Fieberkrämpfe eher bei höheren Temperaturen auftreten. Dieser Vermutung stehen die Ergebnisse einer kürzlich publizierten Studie entgegen, in der gezeigt wurde, daß die konsequente und kontinuierliche Verabreichung eines fiebersenkenden Mittels (Acetaminophen) im Vergleich zu dessen sporadischer Gabe weder das Fieber zu verhindern noch abzusenken vermochte und auch die Frequenz der frühen Fieberkrampfrezidive, die während desselben Infekts auftraten, nicht signifikant beeinflussen konnte (Schnaiderman et al. 1993).

Antikonvulsive Prophylaxe

Im 1980 publizierten "consensus statement" über Fieberkrämpfe wurde betont, daß Fieberkrämpfe in der Regel eine gute Prognose haben und zu keinen mentalen oder neurologischen Folgeschäden führen. Fieberkrämpfe seien mit 2 wesentlichen Risiken verbunden: einem Wiederholungsrisiko von 30 - 40% und einem leicht erhöhten Epilepsierisiko. Es gäbe keinen Beweis dafür, daß sich durch die prophylaktische

2.8 Therapie der Fieberkrämpfe

Behandlung mit Phenobarbital oder durch die Verhinderung weiterer Fieberkrämpfe das Auftreten einer Epilepsie vermeiden lasse. Deshalb bestehe kein Grund zu einer antikonvulsiven Medikation. Folgende Faktoren könnten es aber geraten erscheinen lassen, eine antikonvulsive Prophylaxe (in der Regel kontinuierliche Phenobarbitalgabe für 1–2 Jahre) nach dem ersten Fieberkrampf zu beginnen: 1) ein fokaler oder prolongierter Krampfanfall, 2) eine neurologische Auffälligkeit, 3) afebrile Krampfanfälle bei Verwandten 1. Grades, 4) Alter unter 1 Jahr und 5) mehrmaliges Auftreten von Fieberkrämpfen innerhalb von 24 h.

Über Jahrzehnte war es im deutschen Sprachraum gängige Praxis, nach dem Auftreten eines Fieberkrampfs eine antikonvulsive Langzeittherapie mit Phenobarbital (in der Regel 2 Jahre) dann einzuleiten, wenn bestimmte Risikofaktoren bezüglich des Auftretens einer späteren Epilepsie vorlagen. Als Indikationen im weiteren Sinne galten:
- familiäre Belastung mit Epilepsie,
- Symptome einer zerebralen Vorschädigung,
- Auftreten des ersten Fieberkrampfs während des 1. Lebensjahrs oder nach dem 4. Geburtstag,
- Herdsymptome im Anfall (fokaler Beginn, Seitenbetonung) oder nach dem Anfall (neurologische Seitendifferenz, Lähmungen) und/oder postiktale Herdveränderungen im EEG,
- mehrmalige Wiederholung von Krampfanfällen während eines Infekts,
- länger als 15 min andauernde Konvulsionen,
- mehr als 3malige Wiederholung von Fieberkrämpfen und
- konstant bleibende EEG-Veränderungen (Herdveränderungen, hypersynchrone Aktivität, Thetarhythmen).

Als Indikation im engeren Sinne galten folgende Einzelfaktoren:
- länger als 15 min anhaltende Krampfanfälle,
- fokale Krampfanfälle, insbesondere Hemikonvulsionen und/oder postiktale neurologische Herdzeichen,
- wiederholtes Auftreten von Krampfanfällen während einer Fieberperiode sowie
- Kombination von 2 oder mehreren der weiter oben genannten Risikofaktoren.

Diese Indikationsliste ist vor kurzem noch einmal vom Königsteiner Arbeitskreis für Epileptologie bestätigt worden (Doose 1991). Welche Bedeutung die genannten Faktoren haben, zeigt sich beispielsweise daran, daß schon auf etwa 40% der Kinder mit einem ersten Fieberkrampf eine der unter den ersten drei genannten engeren Indikationen zutrifft (Nelson u. Ellenberg 1978). Der Königsteiner Arbeitskreis weist aber noch darauf hin, daß es in Grenzen eine Ermessensfrage sei, ob in jedem Fall eine Langzeittherapie eingeleitet werden soll, da heute die Möglichkeit besteht, durch die rektale Anwendung von Diazepamlösung einen Krampfanfall weitgehend sicher und rasch zu unterbrechen.

Antikonvulsive Dauerprophylaxe

In der Vergangenheit galt aufgrund der Ergebnisse einer Reihe von Therapiestudien als bewiesen, daß die Dauerprophylaxe mit Phenobarbital (in der Regel 2 Jahre) das Risiko des Wiederauftretens von Fieberkrämpfen vermindere (Wolf et al. 1977, Wallace 1988). Dieses Wissen beeinflußte lange Zeit das Verschreibungsverhalten der Ärzte erheblich (Hirtz et al. 1986). In Manchester beispielsweise erhielten 1975 1% der Kinder, 1985 10% der Kinder nach dem ersten Fieberkrampf eine Dauerprophylaxe (Newton u. McKinley 1988). Die Langzeitgabe von Carbamazepin und Phenytoin hatte sich als unwirksam erwiesen (Wallace 1988). Als Alternativen zum Phenobarbital wurde aufgrund einiger Studien Primidon und Valproat angesehen (Wallace u. Smith 1980; Minnagewa u. Miura 1981; Herranz et al. 1984; Wallace 1988). Erstaunlicherweise stellen neuere Untersuchungen die Wirksamkeit von Phenobarbital und Valproat wieder sehr in Frage. Die Ergebnisse britischer Versuche zur Fieberkrampfprophylaxe mit Phenobarbital (6 Studien) und Valproat (4 Studien) wurden gepoolt (insgesamt 535 Kinder, 269 behandelt, 236 unbehandelt). Das überraschende Ergebnis lautete, daß keins der Medikamente eine Wirksamkeit zeigt (Newton 1988). Durch eine weitere Studie wird der Wert der Phenobarbitalprophylaxe noch besonders problematisch, denn es besteht der Verdacht, daß Phenobarbital die kognitiven Funktionen beeinträchtigt (Farwell et al. 1990). Von 217 Kindern mit mindestens einem Fieberkrampf und erhöhtem Risiko weiterer Fieberkrämpfe erhielt die eine Hälfte 2 Jahre Phenobarbital und die andere Hälfte Plazebo. Nach 2 Jahren lag der IQ in der Phenobarbitalgruppe um 8,4 Punkte niedriger als in der Plazebogruppe, ein 1/2 Jahr nach Absetzen des Phenobarbitals betrug der Unterschied noch 5,2 Punkte. Die Wiederholungsrate der Fieberkrämpfe zeigte keinen signifikanten Unterschied zwischen behandelten und unbehandelten Kindern. Zu bedenken ist zudem, daß gerade Kinder mit mentaler Retardierung oder neurologischer Vorschädigung besonders empfindlich auf Phenobarbital mit Verhaltensauffälligkeiten reagieren (Wolf u. Forsythe 1978). Die beschriebenen Ergebnisse legen nahe, daß Phenobarbital noch sehr viel zurückhaltender als bisher zur Fieberkrampfprophylaxe verordnet werden sollte. Auch Valproat kann wegen der Gefahr des toxischen Leberversagens nicht als Medikament der 1. Wahl empfohlen werden.

Intermittierende Prophylaxe

Da die Langzeitprophylaxe mit Phenobarbital oder Valproat nicht wirksam ist, bietet sich als Alternative während der fieberhaften Infektionen die Kurzzeitprophylaxe Diazepam an; denn dieses Vorgehen hat sich in einer Reihe von Studien als praktikabel und wirksam erwiesen (Dianese 1979; Thorn 1981; Echenne et al. 1983; Garcia et al. 1984; Hohjo et al. 1986; Lee et al. 1986; Mosquera et al. 1987; Rylance 1990; Knudsen 1991; Rosman et al. 1993). Vom Beginn der fieberhaften Infektion an wird für eine gewisse Zeit (für 2 Tage oder die Dauer des Fiebers) rektales oder orales Diazepam verabreicht. Die meisten Mütter können auch ohne Thermometer erkennen, daß ihre Kinder Fieber bekommen und rasch eingreifen (Banco u. Veltri 1984).

Die intermittierende Diazepamprophylaxe in der Darreichungsform von Suppositorien war zuerst in Dänemark von Knudsen und Vestermark angewendet worden (5 mg alle 8 h bei einer Körpertemperatur über 38,5 °C) (Knudsen u. Vestermark 1978). Knudsen berichtete dann erneut anhand einer prospektiven kontrollierten Studie über die wirksame Reduktion der Fieberkrampfrezidive von 39% auf 12% (bei einer Beobachtungszeit von 18 Monaten) durch rektale Applikation von flüssigem Diazepam (5 mg für Kinder unter 3 Jahren, 7,5 mg für Kinder über 3 Jahre alle 12 h, falls die Temperatur über 38,5 °C steigt) (Knudsen 1983, Knudsen 1985a, Knudsen 1985b). Die Wirksamkeit dieses Vorgehens ist durch eine ganze Reihe weiterer Studien belegt worden (Thorn 1981; Echenne et al. 1983; Garcia et al. 1984; Lee et al. 1986; Mosquera et al. 1987). Als rektale Diazepameinzeldosis (in Form der Suppositorien oder der Lösung) empfiehlt sich bei Kindern unter 10 kg Körpergewicht 0,5 mg/kg, bei Kindern bis zu 3 Jahren 5 mg und danach 7,5 mg (alle 12 h bei Temperaturen über 38,5 °C, jedoch nicht mehr als 4malige Gabe insgesamt).

Eine alternative Möglichkeit zur rektalen Gabe stellt aufgrund der Ergebnisse mehrerer Untersuchungen auch die orale Applikation von Diazepam dar (Dianese 1979; Rylance 1990; Rosman et al. 1993). Orales Diazepam wird ebenso rasch wie die rektale Lösung resorbiert (Lombroso 1989). Ob die orale Darreichungsform des Diazepams ebenso wirksam wie die rektale ist, blieb jedoch zunächst unklar; denn in einer ersten plazebokontrollierten Doppelblindstudie war orales Diazepam unwirksam (Autret et al. 1990). Gegen diese Studie läßt sich jedoch einwenden, daß die Compliance außerordentlich schlecht war. Kürzlich ist eine weitere sehr viel umfangreichere randomisierte, plazebokontrollierte Doppelblindstudie an 406 Kindern mit einem mittleren Alter von 2 Jahren, die mindestens einen Fieberkrampf gehabt hatten, von Rosman et al. (1993) publiziert worden. Diese Studie zeigte, daß nur während des Fiebers verabreichtes orales Diazepam das Risiko der Fieberkrampfrezidive signifikant zu senken vermag, und zwar nach einer Beobachtungszeit von im Mittel 1,9 Jahren um 44%. Etwa 40% der Kinder zeigten Ataxie, Lethargie und/oder Irritabilität als mäßig ausgeprägte Nebenwirkungen, schwere Nebenwirkungen traten nicht auf. Als Diazepamdosis wurde von Rosman et al. (1993) 0,33 mg/kg alle 8 h während aller fieberhaften Erkrankungen angewandt. Eine frühere Empfehlung aus Großbritannien schlug die orale Verabreichung von 0,6–0,8 mg / kg Körpergewicht / 24 h vor (Rylance 1990).

2.8 Therapie der Fieberkrämpfe

2.8.3 Vorschläge zur Fieberkrampfprophylaxe nach dem gegenwärtigen Stand des Wissens

Die wichtigsten Maßnahmen sind zunächst eine umfassende Aufklärung der Eltern über Eigenschaften und Risiken der Fieberkrämpfe sowie die genaue Instruktion der Eltern über die rektale Akutbehandlung. Man wird ihnen empfehlen, daß sie bei fieberhaften Infektionen frühzeitig (bei rektal gemessener Temperatur über 38 °C) fiebersenkende Maßnahmen anwenden, wobei sich die Gabe von Paracetamol, das Anbieten von reichlich Flüssigkeit und die Anwendung von fiebersenkenden Wickeln eingebürgert hat. Den Eltern wird man in der Regel rektal anzuwendendes flüssiges Diazepam (nicht Suppositorien, da diese unwirksam sind) zur sofortigen Unterbrechung eines erneut auftretenden Fieberkrampfs zur Verfügung stellen. Sollte bei einem Kind der Krampfanfall nicht etwa 5–10 min nach der 2. Anwendung des rektalen flüssigen Diazepams sistieren, so muß schnellstens ärztliche Hilfe zur intravenösen Behandlung mit einem Benzodiazepinpräparat (Clonazepam, Diazepam) gesucht werden. Im Anschluß an einen Fieberkrampf sollte jedes Kind ärztlich untersucht werden, um eine Meningitis oder eine andere schwere akute Erkrankung auszuschließen. Bei Prolongation des Fieberkrampfs über 15-20 min ist in jedem Fall ein möglichst rascher Transport des Kindes in eine Klinik zur Intensivbehandlung erforderlich, denn die frühe Intervention ist im Fall länger dauernder Anfälle sehr viel effektiver als die spätere.

Die rationale Begründung für eine medikamentöse antikonvulsive Prophylaxe nach dem Auftreten eines oder mehrerer Fieberkrämpfe ist in der Regel das Verhüten von Fieberkrampfrezidiven. Da heute Krampfanfälle in etwa 90% der Fälle durch die rektale Applikation von Diazepamlösung weitgehend sicher und rasch unterbrochen werden können (Doose 1991), kann bei Kindern mit einem geringen Wiederholungsrisiko von Fieberkrämpfen auf eine antikonvulsive Prophylaxe verzichtet werden. Auch bei wiederholtem Auftreten einfacher Fieberkrämpfe kann zunächst abgewartet werden. Da die orale oder rektale intermittierende Prophylaxe nicht mit erheblichen Nebenwirkungen verbunden ist, kann diese Methode je nach Ermessen (z.B. bei ängstlichen Eltern, bei schlechter Erreichbarkeit ärztlicher Hilfe im Falle weiterer Fieberkrämpfe) jedoch auch schon nach dem 2. oder 3. einfachen Fieberkrampf angewandt werden. Falls man sich zu einer antikonvulsiven Prophylaxe entschließt, ist die intermittierende Prophylaxe mittels Diazepam heute die Methode der Wahl.

In den meisten Fällen des vom Königsteiner Arbeitskreis für Epilepsie aufgestellten Indikationskatalogs zum Beginn einer antikonvulsiven Dauerprophylaxe wird man sich nach dem gegenwärtigen Stand des Wissens für die intermittierende Diazepamprophylaxe anstelle der Langzeitgabe des Phenobarbitals entscheiden. Im einzelnen empfiehlt sich das folgende Vorgehen: Bei einem Kind, bei dem ein komplizierter Fieberkrampf aufgetreten ist oder das durch andere Faktoren (familiäre Belastung mit Epilepsie, neurologische Vorschädigung) ein erhöhtes Epilepsierisiko trägt, ist die Analyse der Risikofaktoren entscheidend. Liegt nur ein Risikofaktor vor, so bleibt der Prozentsatz der Kinder, der später eine Epilepsie entwickelt, noch klein. Auch in diesen Fällen kann somit auf die intermittierende Diazepamprophylaxe anstelle der Phenobarbital- oder Valproatdauerprophylaxe ausgewichen werden, da beide Medikamente mit erheblichen Nebenwirkungen belastet sind und zumal nicht klar ist, zu welchem Zeitpunkt nach dem Fieberkrampf sich die Epilepsie manifestieren wird. Steigt das Epilepsierisiko durch die Kombination mehrerer Risikofaktoren erheblich an, so folgt dadurch nicht notwendigerweise, daß anstelle der intermittierenden Prophylaxe eine Dauerprophylaxe mit Phenobarbital begonnen werden muß; denn bisher gibt es keinen Beweis, daß dadurch das Auftreten einer Epilepsie verhindert werden kann. Ebenso kann aber auch die gegenteilige Aussage nicht widerlegt werden, daß Phenobarbital wirksam sein könnte. Deshalb erscheint es bei einem Kind mit einem sehr hohen Epilepsierisiko doch eher ratsam zu sein, eine Langzeittherapie mit Phenobarbital einzuleiten.

Autoren	Studien-Design	Patienten-zahl	Beobach-tungszeit	Risiko	Höheres Wiederho-lungsrisiko	Geringeres Wiederho-lungsrisiko
Kinder und Erwachsene						
Annegers et al. 1986	Retrospektiv, Klinikpat.: Notfallstellen, Amb. Pat.	424 (61%)	5 Jahre	56%	Fokaler Anfall, abnormer Neuro-Status, pathol. EEG	Idiopathischer Anfall, Lebensalter
Hart et al. 1990	Prospektiv, Niederge-lassene Ärzte	564 (15%)	3 Jahre	78%	Perinatale Hirn-schädigung, Alter 16 J, 59 J fokaler Anfall	Generalisierte Anfälle
Hauser et al. 1990	Prospektiv, Notfallstellen	208	5 Jahre	34%	Neurologische Vorschädigung, Geschwister mit Epilepsie, pathol. EEG, vorangegangener sympt. Anfall	
FIR.S.T. Group 1993	Prospektiv, Klinikpat.	397 (51%)	2 Jahre	34%	Junges Alter, pathol. EEG	

Tabelle 15. (Fortsetzung)

Autoren	Studien-Design	Patienten-zahl[a]	Beobach-tungszeit	Risiko	Höheres Wiederho-lungsrisiko	Geringeres Wiederho-lungsrisiko
Erwachsene						
Elwes et al. 1985	Retrospektiv, Spezialklinik	133 (0%)	4 Jahre	71%	Keine Angaben	Keine Angaben
Hopkins et al. 1988	Prospektiv, Spezialklinik	408 (13%)	3 Jahre	52%	Tendenz: Alter >50 Jahre, familiäre Belastung mit Anfällen	Anfallstyp, pathol. EEG
van Donselaar et al. 1991	Prospektiv, Klinikpat.	151 (0%)	2 Jahre	40%	Jüngeres Alter, pathol. EEG,	Familiäre Belastung mit Anfällen Anfälle im Schlaf oder Aufwachen

[a] Prozentualer Anteil der antikonvulsiv behandelten Patienten in Klammern.

peutischen Entscheidungen ist die Kenntnis der Prognose, d. h. des natürlichen Verlaufs bzw. des Wiederholungsrisikos ohne antiepileptische Therapie und das Wissen um die Bedeutung verschiedener Risikofaktoren für das Auftreten weiterer unprovozierter Anfälle.

Wiederholungsrate nach dem ersten unprovozierten Krampfanfall

Das in 12 Studien aus den letzten 10 Jahren gefundene Wiederholungsrisiko nach dem ersten unprovozierten Krampfanfall in verschiedenen Altersgruppen ist in der Tabelle 15 aufgelistet. Neben Einzelheiten zum Studiendesign sind auch die Faktoren aufgeführt, welche mit hohem bzw. niedrigem Rezidivrisiko assoziiert sind.

Das in diesen Studien publizierte Risiko für weitere Anfälle nach einer Beobachtungszeit von mindestens 2 Jahren schwankte ganz erheblich zwischen 34% und 78%. Für das Kindesalter ergaben die mit einer Ausnahme prospektiven Untersuchungen nach dem ersten Anfall ebenfalls ein sehr variables Wiederholungsrisiko, es schwankte zwischen 36% und 69% nach einer Beobachtungsdauer von 2 1/2 bis 8 Jahren (Van den Berg u. Yerushalmy 1969; Hirtz et al. 1984; Camfield et al. 1985; Boulloche et al. 1989; Shinnar et al. 1990; Koelfen et al. 1991). In den Studien, die sowohl das Kindesalter als auch das Erwachsenenalter umfassen, wurde ein Rezidivrisiko von 34% bis 78% bei Nachbeobachtungszeiten von 2 bis 5 Jahren angegeben (Annegers et al. 1986; Hart et al. 1990; F.I.R.S.T. Group 1993), und für das Erwachsenenalter ergab sich eine Wiederholungsrate von 40% bis 71% nach einem Zeitraum von 2-4 Jahren (Elwes et al. 1985; Hopkins et al. 1988; van Donselaar et al. 1991).

Die Variabilität der Wiederholungsrate erklärt sich durch das unterschiedliche Studiendesign, die Einschlußkriterien der untersuchten Patienten, die verschieden lange Beobachtungsdauer und die Methoden der statistischen Analyse. Retrospektive Studien bergen den Nachteil einer unvollständigen Anamnese in sich. Von Shinnar et al. (1990) wurde berichtet, daß sich erst bei genauerem Nachfragen bei etwa 1/3 der Kinder herausstellte, daß sie schon vorher einen Anfall gehabt hatten. Ein weiteres Problem retrospektiver Studien besteht darin, daß die Patienten mit einem Anfallsrezidiv eher im Blickfeld des Arztes bleiben als die Patienten ohne einen weiteren Anfall. Einige publizierte prospektive Studien, beispielsweise die von Shinnar et al. (1990), haben den Nachteil einer zu kurzen Nachbeobachtungszeit, Langzeitprognosen wurden dann lediglich errechnet. Die Ergebnisse prospektiver Studien sind auch davon abhängig, wann die Patienten nach dem ersten Anfall für die Studie rekrutiert werden. Da die Rezidive häufig in den ersten Wochen nach dem ersten Anfall auftreten, ist verständlich, daß ein deutlich niedrigeres Wiederholungsrisiko resultiert, wenn die Rekrutierung der Patienten erst einige Wochen nach dem ersten Anfall erfolgt. Hauser et al. (1990) berichten darüber hinaus, daß der Patient mit einem unkomplizierten ersten Krampfanfall in den USA selten von einem Spezialisten gesehen wird. Patienten mit einem komplexeren Problem hingegen würden wie überall in der Welt eher Spezialkliniken zugewiesen. Deshalb würden die Studien, welche ihre Patienten über EEG-Labors oder Spezialkliniken rekrutierten, ein eher zu hohes Wiederholungsrisiko anzeigen.

Die Wahrscheinlichkeit weiterer Anfälle ist abhängig von der Ätiologie der Anfälle. In einigen Studien wurden nur idiopathische Anfälle berücksichtigt (Hopkins et al. 1988; van Donselaar et al. 1991). Akute symptomatische Anfälle wurden nur in wenige Studien aufgenommen (Elwes et al. 1985; Hart et al. 1990). Neurologisch vorgeschädigte Patienten ("remote symptomatic") wurden in fast allen Studien von den Patienten mit idiopathischen Anfällen abgetrennt, hier handelte es sich um Individuen mit einem Hirninsult in der Vorgeschichte, beispielsweise in Form eines Schädel-Hirn-Traumas, einer ZNS-Infektion und einer statischen Enzephalopathie von Geburt an, erkennbar an einer mentalen Retardierung oder Zerebralparese. In einigen Studien wurden nur Patienten mit generalisierten tonisch-klonischen Anfällen berücksichtigt (Elwes et al. 1985; Boulloche et al. 1989; First Seizure Trial Group 1993). Die vergleichsweise niedrige Wiederholungsrate von 38% bei den Patienten von Boulloche et al. (1989) beruht beispielsweise darauf, daß Kinder mit neurologischen Vorschäden und fokalen Anfällen ausgeschlossen wurden.

Kam es zu Anfallsrezidiven, so erfolgten diese in der ganz überwiegenden Mehrzahl der Fälle innerhalb der ersten 6 bis 12 Monate nach dem ersten Ereignis. Die kumulative zeitabhängige Wahrscheinlichkeit

3.1 Der einzige epileptische Anfall, der erste epileptische Anfall

Tabelle 16. Kumulative zeitabhängige Wahrscheinlichkeit des Rezidivs nach dem ersten afebrilen, unprovozierten Krampfanfall

Autoren	Patientenzahl	Prozent antikonv. Therapie	Kumulative Rezidivrate 3 Monate	6 Monate	1 Jahr	2 Jahre	3 Jahre	Einfluß der antikonv. Therapie
Kinder								
Hirtz et al. 1984	518	27%		45%	53%	58%		keiner
Camfield et al. 1985	168	68%		36%	40%	47%		keiner
Boulloche et al. 1989	119	61%		22%	29%	30%	33%	keiner
Shinnar et al. 1990	283	9%		18%	26%	36%	40%	keiner
Koelfen et al. 1991	74	keine	41%	53%	57%			entfällt
Kinder und Erwachsene								
Annegers et al. 1986	424	61%	21%	30%	36%	45%	48%	keiner
Hart et al. 1990	564	19%		60%	67%	75%	78%	ja
Hauser et al. 1990	208	80%			14%	25%	29%	nein
FIR.S.T. Group 1993	397	51%	13	19%	29%	38%		ja
Erwachsene								
Elwes et al. 1985	133	keine	32%	46%	62%	69%	71%	entfällt
Hopkins et al. 1988	408	13%	19%	30%	37%	45%	52%	keiner
van Donselaar et al. 1991	151	keine	18%	27%	33%	40%		entfällt

Tabelle 17. Mittelwerte (errechnet aus mindestens 3 Werten) der zeitabhängigen Rezidivrate nach dem ersten afebrilen Krampfanfall

Altersgruppen	Studienzahl	Patientenzahl	Rezidivrate nach		
			6 Mo	1 Jahr	2 Jahren
Kinder	5	1162	35%	41%	47%
Kinder plus Erwachsene	4	1583	32%	35%	44%
Erwachsene	3	692	34%	44%	51%

des Anfallsrezidivs lag im Kindesalter nach 6 Monaten zwischen 18% und 53%, nach 1 Jahr zwischen 26% und 57% sowie nach 2 Jahren zwischen 30% und 58% (Tabelle 16). Auch die entspechenden Werte in den klinischen Studien, welche das Kindes- und Erwachsenenalter gemeinsam bzw. nur das Erwachsenenalter umfassen, zeigen die gleiche Tendenz. Bildet man jeweils den Mittelwert aus den zeitabhängigen Rezidivraten für die verschiedenen Altersgruppen, so findet man keine altersbedingten Unterschiede (Tabelle 17).

Risikofaktoren für das Wiederauftreten von Krampfanfällen nach dem ersten unprovozierten Krampfanfall

Studien an Kindern. Die Bedeutung verschiedener Risikofaktoren für das Wiederauftreten von Anfällen im Kindesalter ist aus den Tabellen 15 und 18 abzulesen. Die Häufigkeit der bejahenden und verneinenden Angaben zu jedem einzelnen Faktor in den fünf zu diesem Problem publizierten Studien (Hirtz et al. 1984; Camfield et al. 1985; Boulloche et al. 1989; Shinnar et al. 1990; Koelfen et al. 1991) wurde in Tabelle 18 zur Risikoabschätzung benutzt.

Das Alter der Kinder, die Anfallsdauer und eine positive Familienanamnese für Epilepsie hatten keinen nachweisbaren Einfluß auf die Rezidivhäufigkeit (Hirtz et al. 1984; Boulloche et al. 1989; Shinnar et al. 1990; Koelfen et al. 1991). Ein abnormer neurologischer Status bzw. eine statische Enzephalopathie erhöhten das Risiko nicht eindeutig, dieser Faktor wurde gleich häufig bejaht (Camfield et al. 1985; Shinnar

3.1 Der einzige epileptische Anfall, der erste epileptische Anfall

Tabelle 18. Risikofaktoren für das Wiederauftreten von Anfällen nach dem ersten unprovozierten Anfall im Kindesalter: Auswertung von 5 Studien

Risikoeinschätzung	Bejahung	Verneinung
Erhöhtes Risiko		
pathologisches EEG	4/5	
fokaler Anfall	2/5	
Fraglich erhöhtes Risiko		
abnormer neurologischer Status	2/5	2/5
Neugeborenenkrämpfe	1/5	
Kein erhöhtes Risiko		
positive Familienanamnese für Epilepsie		2/5
Anfallsdauer		3/5
Alter des Kindes[a]		2/5

[a] in einer Studie lediglich Tendenz zu erhöhtem Risiko.

et al. 1990) oder verneint (Hirtz et al. 1984; Koelfen et al. 1991). Bezüglich der Anfallsart scheint mit dem Auftreten eines fokalen Anfalls das Risiko für weitere Anfälle erhöht zu sein (Hirtz et al. 1984; Camfield et al. 1985). Ein pathologisches EEG mit epileptiformer Aktivität erhöht das Risiko für weitere afebrile Anfälle erheblich, darin sind sich fast alle Untersucher einig (Tabelle 18). Shinnar et al. (1990) betrachten das pathologische EEG und das Vorliegen einer statischen Enzephalopathie als die wichtigsten prognostischen Faktoren. Mit Hilfe dieser beiden Parameter werden von diesen Untersuchern folgende Risikogruppen unterschieden: niedriges Wiederholungsrisiko von 20% für neurologisch unauffällige Kinder mit normalem EEG, hohes Rezidivrisiko von 50% für folgende kleine Patientengruppen: 1) neurologisch unauffällige Kinder mit pathologischem EEG und positiver Familienanamnese für Epilepsie; 2) Kinder mit statischer Enzephalopathie und vorangegangenem Fieberkrampf sowie 3) Kinder mit statischer Enzephalopathie und fokalem Anfall.

Studien an Patienten aller Altersgruppen oder Erwachsenen. Von Berg u. Shinnar (1991) wurde eine Metaanalyse aller bis zu diesem Zeitpunkt publizierten 16 Studien bezüglich des Risikos weiterer Anfälle nach dem ersten Anfall und der Risikofaktoren durchgeführt. Die Schwankungen des Wiederholungsrisikos zwischen 23% und 71% (gepooltes Risiko: 51%) wurden vor allem auf methodische Unterschiede zurückgeführt.

Die Ätiologie der Krampfanfälle und das EEG waren die stärksten Prädiktoren für weitere Anfälle. Für Patienten mit idiopathischen Anfällen belief sich das gepoolte Wiederholungsrisiko nach 2 Jahren auf 32%, im Fall einer früheren neurologischen Schädigung ("remote symptomatic") auf 57%. Das gepoolte Risiko nach 2 Jahren betrug 27%, falls das EEG normal war, 58% im Fall epileptiformer Aktivität und 37% bei nichtepileptiformen EEG-Abweichungen. Wurden die beiden Faktoren Ätiologie und EEG kombiniert analysiert, so fand sich bei den Patienten mit idiopathischen Anfällen und normalem EEG eine niedrige Rezidivrate von 24%, bei den neurologisch vorgeschädigten Patienten, deren EEG epileptiforme Veränderungen aufwies, jedoch die sehr hohe Wiederholungsrate von 65%. Partialanfälle waren teilweise ebenfalls mit einer erhöhten Wahrscheinlichkeit weiterer Anfälle assoziiert (Berg u. Shinnar 1991).

Die zuverlässigsten Aussagen über Risikofaktoren erlauben prospektive Studien, die möglichst alle Patienten einer Region dadurch erfassen, indem alle vorhandenen medizinischen Versorgungsstellen dieser Patienten berücksichtigt werden. Deshalb sollen hier die Ergebnisse zweier prospektiver Studien, die dieses Kriterium weitgehend erfüllen, dargelegt werden (Hauser et al. 1990). Das Risiko für das Wiederauftreten eines Anfalls nach dem ersten unprovozierten Anfall betrug für eine solche Patientengruppe, die vorwiegend Erwachsene umfaßte, nach einem Jahr 14%, nach 3 Jahren 29% und nach 5 Jahren 43%. Patienten mit einer früher erworbenen neurologischen Läsion ("remote symptomatic") hatten ein höheres Wiederholungsrisiko als solche ohne Vorschädigung. Bei den neurologisch auffälligen Patienten zeigte sich ein erhöhtes Risiko für weitere Anfälle, falls ein SE aufgetreten war, falls eine postiktale Lähmung nachweisbar war und falls schon vorher provozierte Anfälle aufgetreten waren. Bei den Patienten mit idiopathischen Anfällen erhöhten Spike-wave-Entladungen im EEG, das Auftreten provozierter Anfälle in der Vergangenheit und das Vorkommen von Epilepsie bei Geschwistern das Wiederholungsrisiko. Auch bei den Patienten mit idiopathischen Anfällen ohne Risikofaktoren, welche die beste Prognose hatten, traten nach 5 Jahren in 23% der Fälle noch weitere Anfälle auf. Die schlechteste Prognose mit einem Wiederholungsrisiko von 80% hatten die Patienten mit einer neurologischen Vorschädigung und vorangegangenen provozierten Anfällen.

Die Ergebnisse einer weiteren prospektiven Kohortenstudie von 400 Kindern und Jugendlichen, die nach ihrem ersten unprovozierten Krampfanfall im Mittel 50 Monate lang nachbeobachtet worden waren, sind kürzlich publiziert worden (Shinnar et al. 1993). Für die 308 Kinder und Jugendliche mit oder ohne Medikation, bei denen mindestens 2 Jahre kein Anfall aufgetreten war, wurde eine Remissionsrate von 85% nach 5 Jahren errechnet (Kaplan-Meier-Überlebenskurven). Bei den 129 Kindern und Jugendlichen mit 2 oder mehr Anfällen wurde eine 2-Jahresremission von 67% nach 5 Jahren rechnerisch wahrscheinlich gemacht. Eine idiopathische Ätiologie, ein normales EEG bei idiopathischen Anfällen und ein generalisierter Krampfanfall sind mit einer guten Prognose verbunden, während das junge Lebensalter beim ersten Krampfanfall, die Manifestation des ersten Anfalls als SE und ein pathologisches EEG bei vorgeschädigten Kindern mit einer schlechteren Prognose verbunden waren.

3.1.2 Diagnostik und Differentialdiagnose beim ersten unprovozierten epileptischen Anfall

Nach dem ersten unprovozierten epileptischen Anfall sollten die unter Kap. 1.4 aufgeführten diagnostischen Maßnahmen durchgeführt werden. Eine ganze Reihe anfallsartig auftretender, nichtepileptischer Ereignisse, die unter 5 ausführlicher dargestellt werden, müssen differentialdiagnostisch abgegrenzt werden. Bei generalisierten tonisch-klonischen Anfällen stellen die Synkopen, insbesondere die konvulsiven Synkopen, das größte diagnostische Problem dar. Die Unterscheidung wird bei Kindern noch dadurch erschwert, daß häufig bei diesen die tonische Phase des Grand-mal-Anfalls länger dauert als die klonische (Aicardi 1994). Psychogene Anfälle, die epileptischen Anfällen sehr ähnlich sein können, kommen bei Kindern nur selten vor, jedoch relativ häufig bei Jugendlichen. Pseudoepileptische Anfälle können sich in 20-40% der Fälle ähnlich den komplex-fokalen Anfällen manifestieren. Bestimmte Migränevarianten, die sog. konfusionelle Migräne und die basilare Migräne, können als komplex-fokale Anfälle verkannt werden.

3.1.3 Therapie des ersten unprovozierten epileptischen Anfalls

Die allgemeinen therapeutischen Überlegungen sind schon weiter oben unter Kap. 1.5 dargelegt worden. Die Frage, ob nach einem isolierten unprovozierten Anfall eine antiepileptische Therapie begonnen werden sollte, wird man je nach Lebensalter der Patienten unterschiedlich beantworten müssen. Für jede Altersstufe trifft global mit etwa dem gleichen Risiko zu, daß es sich um den Beginn einer Epilepsie handeln kann. Andererseits bleibt es aber bei etwa der Hälfte der Patienten nur bei einem einzigen Anfall, wie die Langzeitbeobachtungen zeigen. Würden alle Patienten nach dem ersten Anfall eine antiepileptische Langzeittherapie erhalten, so wäre bei etwa der Hälfte der Betroffenen die Behandlung völlig überflüssig. Diese Überlegungen gelten für generalisierte und fokale Anfälle gleichermaßen, denn auch die Prognose der isolierten einfachen oder komplexen fokalen Anfälle bei Kindern und Jugendlichen ist nicht ungünstiger als die der Grand-mal-Anfälle (Loiseau et al. 1983).

Die Frage, ob allerdings die antiepileptische Therapie nach dem ersten idiopathischen Krampfanfall das Wiederauftreten von Anfällen überhaupt verhindern kann, wird kontrovers beantwortet. Livingston (1958), Thomas (1959) sowie Reynolds et al. (1983) vertraten die Ansicht, daß sich die Wiederholungsrate von afebrilen Anfällen nach dem ersten unprovozierten Anfall durch eine antikonvulsive Therapie reduzieren lasse. Die Ergebnisse der Studien, in denen diese Frage geprüft wurde, sind außerordentlich widersprüchlich. In 4 Studien an Kindern, die teilweise schon nach dem ersten Anfall eine antikonvulsive Therapie erhielten, zeigte sich kein Einfluß der Medikation auf die Rezidivrate (Hirtz et al. 1984; Camfield et al. 1985; Boulloche et al. 1989; Shinnar et al. 1990). Diese Ergebnisse müssen aber mit Vorsicht bewertet werden; denn die Patienten waren nicht randomisiert behandelt worden. In einer weiteren randomisierten Therapiestudie mit einer vergleichsweise geringen Zahl von Kindern, in der darauf geachtet wurde, daß die Antiepileptikakonzentrationen im therapeutischen Bereich lagen, fand sich doch eine geringere Rezidivrate bei den behandelten Patienten (Camfield et al. 1989). Auch die Untersuchungsergebnisse in mehreren Studien mit Patienten aller Altersgruppen oder Erwachsenen lassen bisher keine schlüssige Aussage zu (Tabelle 15).

Etwas mehr Klarheit in dieses bisher ungelöste Problem bringen die ersten Ergebnisse einer kürzlich publizierten sehr umfangreichen Multicenter-Studie der First Seizure Trial Group (1993). Es handelte sich um 397 Patienten im Alter von 2 bis 70 Jahren mit einem ersten primär oder sekundär generalisierten tonisch-klonischen Anfall, die randomisiert entweder mit Carbamazepin, Phenytoin, Phenobarbital oder Valproat behandelt oder nicht behandelt wurden. Patienten mit akuten symptomatischen Anfällen, progredienten neurologischen Erkrankungen oder psychiatrischen Krankheiten waren ausgeschlossen worden. Durch die antiepileptische Therapie konnte die Rezidivrate signifikant gesenkt werden; denn nach 2 Jahren betrug das Wiederholungsrisiko für die behandelten Patienten 25%, für die nicht behandelten 51% (Tabelle 19).

Die einzigen unabhängigen Variablen, welche das Risiko erhöhten, waren das Alter der Patienten (Patienten < 16 Jahre) und ein EEG mit epileptiformen Entladungen (jeweils ein etwa doppelt so hohes Risiko). Die Frage, ob die Langzeitprognose durch die antikonvulsive Prophy-

Tabelle 19. Zeitabhängige Rezidivrate bei unbehandelten und behandelten Patienten nach dem ersten unprovozierten tonisch-klonischen Anfall (First Seizure Trial Group 1993)

Patienten[a] Vorgehen	Zahl (n)	*Rezidivrate [%] nach (Monaten)*					
		1	3	6	12	18	24
Unbehandelt	193	8	18	28	41	45	51
Behandelt[b]	204	4	7	9	17	23	25

[a] Kinder und Erwachsene.
[b] behandelt mit Carbamazepin, Phenytoin, Phenobarbital, Valproat.

laxe beeinflußt wird, bleibt aber nach wie vor unbeantwortet. Wäre dies der Fall, so würde man eher eine frühzeitige antiepileptische Langzeittherapie empfehlen können.

Unter der Voraussetzung, daß die Antikonvulsiva wirksam sind, hängt die Entscheidung für oder gegen eine Pharmakotherapie entscheidend von mehreren Faktoren ab:
- den Risikofaktoren für das Auftreten weiterer Anfälle,
- der Wahrscheinlichkeit von neurologischen Folgeschäden,
- den Nebenwirkungen des gewählten Medikaments und
- den möglichen psychosozialen Auswirkungen weiterer Anfälle im Fall der Nichtbehandlung.

Bei Kindern mit einem geringen Wiederholungsrisiko (idiopathischer Anfall und normaler EEG-Befund) sollte nach dem ersten Anfall keine antikonvulsive Behandlung begonnen werden. Bleibt das Kind dann 2 Jahre anfallsfrei, so handelte es sich sehr wahrscheinlich um ein einzelnes Ereignis. Den Eltern sollte aber zumindest für die ersten 6-12 Monate rektal zu verabreichendes Diazepam zur Verfügung gestellt werden. Die Entscheidung, ob bei Kindern mit einem hohen Wiederholungsrisiko schon nach dem ersten Anfall eine antikonvulsive Therapie eingeleitet werden soll oder nicht, muß individuell entschieden werden. Einerseits müssen die psychosozialen Auswirkungen der Anfälle, andererseits die Nebenwirkungen der Antikonvulsiva im Hinblick auf das Verhalten und die kognitiven Funktionen berücksichtigt werden. Bisher gibt es keinen überzeugenden Beweis, daß ein kurzdauernder epileptischer Anfall eine Hirnschädigung verursachen kann (Freeman et al. 1987). Gefahren gehen allenfalls von dem Bewußtseinsverlust und dem daraus resultierenden Hinstürzen aus. Auch das mögliche Auftreten eines SE beeinträchtigt die Prognose nicht, denn die Folgeschäden sind nach den Untersuchungen von Maytal et al. (1989) minimal, falls er nicht durch einen akuten neurologischen Insult ausgelöst wurde. Die Kinder allerdings gefährdende Aktivitäten wie Radfahren und Schwimmen sollten vorübergehend vermieden werden, bis das Risiko eines erneuten Anfalls erheblich abgenommen hat (nach 1/2 bis 1 Jahr).

Wegen der möglichen negativen psychosozialen Auswirkungen weiterer Anfälle bei älteren Kindern und Jugendlichen, vor allem im

Hinblick auf das Schul- und Berufsleben, wird man sich bei Patienten dieser Altersgruppe auch nach einem ersten Anfall im Einzelfall schon einmal eher für eine antiepileptische Pharmakotherapie entscheiden als bei jungen Kindern, die im häuslichen Umfeld leben. Bei den heranwachsenden Mädchen muß auf jeden Fall auch das teratogene Potential der Antiepileptika (besonders von Valproat und Carbamazepin) berücksichtigt werden, denn eine große Zahl von Schwangerschaften sind in dieser Altersgruppe ungeplant.

Sollte man sich aber trotz aller Bedenken schon nach dem ersten Anfall für eine antikonvulsive Therapie entschieden haben, so stellen Carbamazepin und Valproat die Medikamente der ersten Wahl dar (Schmidt et al. 1992). Carbamazepin ist vor allem bei fokalen und sekundär generalisierten Anfällen wirksam, während Valproat bei primär generalisierten Anfällen zu bevorzugen ist. Da Valproat besonders in den ersten beiden Lebensjahren ein fatales Leberversagen induzieren kann (Dreifuss et al. 1987; Scheffner et al. 1988; Dreifuss et al. 1989; Siemes u. Nau 1991), wird man sich in diesem Lebensalter anstelle des Valproats für Phenobarbital oder Primidon entscheiden. In der Altersgruppe 3-10 Jahre ist das Risiko des Leberversagens erheblich geringer, bei den über 10 Jahre alten Patienten kommt es praktisch nicht mehr vor. Phenobarbital bzw. Primidon (mit Ausnahme in den ersten Lebensjahren) und Phenytoin sind wegen ihrer erheblichen Nebenwirkungen Mittel der 2. Wahl. Bleibt der behandelte Patient anhaltend anfallsfrei, so ist spätestens nach 2 Jahren ein Absetzversuch ratsam (Shinnar 1993).

3.2 Isolierter konvulsiver Status epilepticus

Der SE war zunächst als ein Krampfanfall oder eine Serie von Krampfanfällen definiert worden, die länger als 60 min anhalten, ohne daß der Patient zwischenzeitlich das Bewußtsein wiedererlangt (Aicardi u. Chevrie 1970). In jüngeren Studien wird eine kürzere Zeitdauer festgelegt, so daß man jetzt unter SE Krampfanfälle versteht, die länger als 30 min andauern oder länger als 30 min lang rekurrieren (Hauser et al. 1983, Hauser 1990, Dunn 1988, Maytal et al. 1989). Der SE stellt grundsätzlich einen lebensbedrohlichen Notfall dar, er ist mit einer signifikanten Mortalität verbunden und kann zu bleibenden Schäden des ZNS führen. Er kommt im Kindesalter sehr viel häufiger als im Erwachsenenalter vor (Hauser et al. 1983, Hauser 1990). In etwa 1/3 der Patienten stellt der SE den ersten Anfall der Patienten überhaupt dar (Hauser 1990).

3.2.1 Manifestationsalter

Allen Arbeiten über den SE des Kindesalters ist gemeinsam, daß sich die überwiegende Zahl der Ereignisse in den ersten Lebensjahren manifestierte, bei Aicardi u. Chevrie (1970) bis zum Alter von 3 Jahren in 73% der Fälle, bei Phillips u. Shanahan (1989) bis zum Alter von 3 Jahren in 61% der Patienten und bei Maytal et al. (1989) bis zum Alter von 5 Jahren in 64% der Fälle. Je jünger das Kind, um so mehr Bedeutung haben akute Ursachen. Phillips u. Shanahan (1989) geben beispielsweise an, daß sich im Alter bis zu 1 Jahr bei 75% der Kinder, im Alter bis zu 3 Jahren bei 47% der Patienten und im Alter über 3 Jahren in 28% der Fälle akute Ursachen nachweisen ließen. Der SE tritt an sich am häufigsten bei Kindern auf, bei denen schon eine Epilepsie bekannt ist, z.T. in Verbindung mit der Änderung oder der Beendigung der medikamentösen Therapie (Hauser 1990). Etwa 5% der Fieberkrämpfe dauern länger als 30 min an (Maytal et al. 1989).

Der als Einzelereignis auftretende idiopathische oder symptomatische SE wird in den verschiedenen, bisher vorliegenden Publikationen immer im Kontext von Übersichten über den SE des Kindesalters variabler Genese abgehandelt. Es gibt bisher keine Publikationen, die sich ausschließlich mit dem idiopathischen SE beschäftigt haben.

3.2.2 Statusformen und Ätiologie

Grundsätzlich werden die SE einerseits in generalisierte und fokale, andererseits in konvulsive und nichtkonvulsive Formen eingeteilt. Sie können nach dem Anfallstyp und der Ätiologie weiter unterteilt werden (Tabelle 20). Bei der ganz überwiegenden Zahl der SE im Kindesalter (ca. 90%) handelt es sich um konvulsive Status und innerhalb dieser Gruppe wiederum fast ausschließlich um Status generalisierter tonisch-klonischer Anfälle (Dunn 1988; Maytal et al. 1989). Status epileptici primär fokaler Anfälle generalisieren häufig sekundär (82% der 56 Kinder mit fokalen Anfällen von insgesamt 193 Kindern mit SE in der Studie von Maytal et al. 1989). In den Serien wird der wahre Anteil partieller Anfälle wahrscheinlich unterschätzt, da sie häufig rasch generalisieren.

Tabelle 20. Übersicht über die verschiedenen Formen des Status epilepticus (SE) (modifiziert nach Gastant 1983 und Blech 1991)

- **Generalisierter SE**
  A. Konvulsiver generalisierter SE
     1. Primär generalisierter konvulsiver SE
        a. Tonisch-klonischer SE
        b. Klonischer SE
        c. Myoklonischer SE
     2. Sekundär generalisierter SE
        a. Fokaler Krampfanfall mit sekundärer Generalisation
        b. Tonischer SE
  B. Nichtkonvulsiver generalisierter SE
     1. SE typischer Absencen
     2. SE atypischer Absencen
     3. Atonischer SE

- **SE fokaler Anfälle**
  A. SE simpler fokaler Anfälle
     1. Typischer SE simpler fokaler Anfälle
     2. Epilepsia partialis continua
  B. SE komplex-fokaler Anfälle

Die Ätiologie der SE kann nach den Vorschlägen von Maytal et al. (1989) sowie Gross-Tsur u. Shinnar (1993) verschiedenen ätiologischen Kategorien zugeordnet werden:

- *idiopathischer SE* (es liegt keine akute ZNS-Läsion vor, hierunter fallen sowohl die Kinder mit einem einzigen unprovozierten SE als auch die Kinder mit idiopathischen Epilepsien);
- *zurückliegend-symptomatischer SE* [ohne eine akute Provokation, jedoch aufgrund einer weiter zurückliegenden Hirnläsion, von der bekannt ist, daß sie das Anfallsrisiko erhöht (Schädel-Hirn-Trauma, ZNS-Infektion, statische Enzephalopathie seit der Geburt, erkennbar an einer mentalen Retardierung oder Zerebralparese);
- *febriler SE* (Fieber stellt den einzigen provozierenden Faktor dar, ein afebriler Anfall ist nicht vorangegangen);
- *akut-symptomatischer SE* [es liegt eine akute Erkrankung des ZNS (Meningitis, Hypoxie, akutes Schädel-Hirn-Trauma) oder eine systemische metabolische Dysfunktion vor];
- *SE durch progrediente Enzephalopathien* (neurodegenerative Erkrankungen, maligne Erkrankungen ohne Remission, neurokutane Syndrome). Die letzte ätiologische Kategorie scheidet als Ursache von isolierten Status als Untergruppe der Gelegenheitsanfälle aus.

Tabelle 21. Ätiologische Gruppen des Status epilepticus im Kindes- und Erwachsenenalter. (Nach Gross-Tsur u. Shinnar 1993), (Daten von Aicardi u. Chevrie (1970), Rowan u. Scott (1970), Oxbury u. Whitty (1971), Aminoff u. Simon (1980), Dunn (1988), Maytal et al. (1989) und Hauser et al. (1990))

Ätiologie	Kindesalter [%]	Erwachsenenalter [%]
Idiopathisch	24 - 39	24 - 38
Zurückliegend-symptomatisch	10 - 23	3 - 17
Febril	20 - 28	0 - 3
Akut symptomatisch	24 - 50	40 - 57
Progrediente Enzephalopathie	2 - 6	5 - 15

3.2 Isolierter konvulsiver Status epilepticus

Einen Überblick über die Verteilung der SE im Kindes- und Erwachsenenalter entspechend dieser vorgegebenen ätiologischen Kategorien zeigt die Tabelle 21.

Aicardi u. Chevrie (1970) berichteten in ihrer bahnbrechenden Arbeit über 239 Kinder im Alter bis zu 15 Jahren, die im Laufe von 7 Jahren einen SE erlitten hatten. Bei 53% der Patienten konnte keine Ursache gefunden werden, bei der Hälfte dieser Kinder trat er im Zusammenhang mit Fieber auf. Die restlichen Kinder hatten einen symptomatischen SE, je zur Hälfte auf dem Boden einer akuten Hirnerkrankung oder einer bekannten chronischen Enzephalopathie. Die verschiedenen, dem SE im Kindesalter zugrunde liegenden Krankheiten sind in Tabelle 22 anhand einer großen Patientenzahl im einzelnen dargestellt, es wurden die Daten von 3 publizierten Studien zusammengefaßt (Aicardi u. Chevrie 1970, Maytal et al. 1989, Phillips u. Shanahan 1989).

Von Phillips u. Shanahan wurden 1989 sehr detaillierte Daten zur Ursache des SE in Abhängigkeit vom Lebensalter veröffentlicht, die Ergebnisse finden sich in der Tabelle 23. Alle Patientenserien von Kindern mit SE zeigen, daß er häufig (in bis zu 40% der Fälle) auf dem Boden einer neurologischen Vorschädigung auftritt (Aicardi u. Chevrie 1970, Dunn 1988, Maytal et al. 1989; Phillips u. Shanahan 1989).

Tabelle 22. Ursachen des Status epilepticus bei 648 Kindern: (Nach Brown u. Hussain 1991), [Aicardi u. Chevrie (1970), Maytal et al. (1989), Phillips u. Shanahan (1989)]

Ätiologie	Zahl der Pat.	[%]
Akute Ursachen	193	30
ZNS-Infektionen	74	11
Metabolische Störungen	47	7
Andere	72	12
Chronische Ursachen	148	23
Idiopathische Ursache	307	47
febril	167	25
afebril	140	22

Tabelle 23. Ursachen des Status epilepticus im Kindesalter in Abhängigkeit vom Lebensalter. (Nach Phillips u. Shanahan 1989)

Ursachen	Alle Episoden n = 218 n (%)	Patienten <1 Jahr n = 60 n (%)	Patienten <3 Jahre n = 139 n (%)	Patienten >3 Jahre n = 79 n (%)
Akute Ursachen				
Bakterielle Meningitis	23 (11)	18 (30)	21 (51)	2 (2)
Enzephalitis	5 (2)	0 (0)	2 (1)	3 (4)
Aseptische Meningitis	2 (1)	1 (2)	1 (1)	1 (2)
Akutes anoxisches Ereignis	7 (3)	4 (6)	5 (4)	2 (3)
Schädel-Hirn-Trauma	10 (5)	2 (3)	4 (3)	6 (8)
Hyponatriämie/Hypernatriämie	19 (9)	14 (23)	17 (13)	2 (2)
Hypokalzämie	2 (1)	1 (2)	2 (1)	0 (0)
Hypoglykämie	4 (2)	3 (5)	4 (3)	0 (0)
Toxiningestion	6 (3)	1 (2)	4 (3)	2 (2)
Zerebrovaskuläres Ereignis	3 (1)	1 (2)	2 (1)	1 (1)
Neoplasmen	2 (1)	0 (0)	1 (1)	1 (1)
Andere	4 (2)	0 (0)	2 (1)	2 (3)
Gesamt	**87 (41)**	**45 (75)**	**65 (47)**	**22 (28)**
Chronische Enzephalopathien				
Neurokutane Störungen	5 (2)	0 (0)	2 (1)	3 (4)
Anoxische oder Geburtsläsion	5 (2)	1 (2)	4 (3)	1 (1)
Angeborene Gehirnmalformation	12 (6)	0 (0)	5 (3)	7 (9)
Unbekannte Ursache	7 (3)	1 (2)	3 (2)	4 (5)
Progressive Enzephalopathie	3 (1)	0 (0)	2 (1)	1 (1)
Gesamt	**32 (14)**	**2 (4)**	**16 (11)**	**16 (20)**
Epilepsie				
Therapeutische antikonvulsive Spiegel				
Mit Fieber	7 (3)	0 (0)	4 (3)	3 (4)
Ohne Fieber	9 (4)	0 (0)	2 (1)	7 (9)
Subtherapeutische antikonvulsive Spiegel				
Mit Fieber	7 (3)	0 (0)	4 (3)	3 (4)
Ohne Fieber	20 (10)	0 (0)	3 (2)	17 (21)
Gesamt	**43 (20)**	**0 (0)**	**13 (9)**	**30 (38)**
Idiopathisch				
Mit Fieber	50 (23)	12 (20)	41 (30)	9 (11)
Ohne Fieber	6 (2)	1 (2)	4 (3)	2 (2)
Gesamt	**56 (25)**	**13 (22)**	**45 (33)**	**11 (13)**

n = Zahl der Patienten, Prozentsatz in Klammern.

3.2 Isolierter konvulsiver Status epilepticus

Tabelle 24. Mortalität und Folgeschäden des Status epilepticus im Kindesalter in Abhängigkeit von der Ätiologie

Autoren	Patienten Zahl	Ursachen	Mortalität[a] [%]	Neurologische bzw. mentale Folgeschäden [%]	Neu aufgetretene Epilepsien [%]
Aicardi u. Chevrie 1970	239		11	37	57
	126	idiopathisch[b]	11	37	
	113	symptomatisch	12	36	
Yager et al. 1988	52		6	28	
	17	idiopathisch[b]		2	
	35	symptomatisch		?	
Phillips u. Shanahan 1989	193		6		
	89	idiopathisch[b]		2	
	104	symptomatisch		11	
Maytal et al. 1989	193		4	9	29
	46	Idiopathisch	0	4	52[c]
	45	statische Enzeph.	0	0	16
	46	febriler Status	0	0	4
	45	akut sympt.	11	20	16
	11	progr. Enzeph.	18	55	45
Verity et al. 1993	37		5[d]	30	50
	19	Febriler Status	0	25	21
	18	Afebriler Status	11[d]	39	82

[a] Innerhalb von 3 Monaten, soweit angegeben.
[b] Unter Einschluß der Patienten mit Fieber.
[c] Prospektiv 25%, retrospektiv 72%.
[d] Tod wird nicht auf den Status zurückgeführt (Enzephalitis bzw. zerebelläre vaskuläre Malformation).
Enzeph. = Enzephalopathie, *progr.* = progredient.

3.2.3 Prognose

Die in verschiedenen Studien angegebenen Daten zu Mortalität und Folgeschäden des SE in Abhängigkeit von der Ätiologie sind in Tabelle 24 erfaßt (Aicardi u. Chevrie 1970; Yager et al. 1988; Phillips u. Shanahan 1989; Maytal et al. 1989, Verity u. Golding 1993).

Mortalität

Die Studien jüngeren Datums (Phillips u. Shanahan 1989; Maytal et al. 1989; Verity et al. 1993) zeigen eine erhebliche Abnahme der Mortalität (4-6%) im Vergleich zu den vor über 20 Jahren von Aicardi u. Chevrie (1970) publizierten Ergebnissen (11%). Den einzelnen Untersuchungsserien liegt allerdings nicht dieselbe Definition des SE zugrunde. Acardi u. Chevrie (1970) wählten nur Patienten aus, bei denen der Anfall länger als 1 h angedauert hatte, während die Autoren der jüngeren Studien eine Mindestanfallsdauer von einer 1/2 h zugrunde legten. Die anderslautenden Definitionen erklären aber nicht die Unterschiede der Ergebnisse der verschiedenen Serien, denn auch bei den länger als 1 h andauernden Anfällen fanden Maytal et al. (1989) keine höhere Mortalität. Die Mortalität ist ganz erheblich von der Ursache des SE abhängig, nach den neueren Untersuchungsserien hat der symptomatische Status eine deutlich schlechtere Prognose (Phillips u. Shanahan 1989; Maytal et al. 1989). Die in den letzten Jahren beobachteten erheblich verminderten Werte für die Mortalität werden einerseits auf die unterschiedlichen Studienprotokolle, anderseits aber auch auf die wesentlich aggressivere und effektivere Therapie des SE zurückgeführt.

Neurologische und mentale Folgeschäden

Nach den neueren Untersuchungen (Dulac et al. 1985; Dunn 1988; Yager et al. 1988; Phillips u. Shanahan 1989; Maytal et al. 1989; Verity et al. 1993) hat auch die Rate der neurologischen Folgeschäden (ohne Epilepsien 9-30%) meist deutlich niedrigere Werte als die von Aicardi u. Chevrie (1970) angegebene (Tabelle 24). Das in früheren Studien (Gastaut et al. 1960; Aicardi u. Chevrie 1970; Fujiwara et al. 1979) häufig berichtete Syndrom der erworbenen Hemiplegie in Form des Hemikonvulsion-Hemiplegie-Epilepsiesyndroms ist laut der neueren Studien fast vollständig verschwunden.

Die Beziehung zwischen der Dauer des SE und dem Auftreten von Dauerschäden ist nicht klar. Bei einem SE, der durch eine akute Hirnläsion verursacht wird, ist der Folgezustand abhängig von der Dauer des Status. Der Anfall hält aber wahrscheinlich deshalb länger an, weil er die Schwere der zugrunde liegenden Läsion widerspiegelt. Bezüglich der mentalen Entwicklung ergab eine britische Populationsstudie mit 14902 Kindern, die alle in einer Woche im April 1970 geboren worden waren, daß 10 von 33 Kindern nach dem SE keine normale Entwicklung aufwiesen. Von diesen 10 Patienten waren aber schon 8 Kinder vor dem SE durch eine Entwicklungsverzögerung oder neurologische Abweichungen aufgefallen (Verity et al. 1993).

Rezidivierender Status epilepticus

Wenn bei einem Kind erstmalig ein SE aufgetreten ist, ist die Frage nach dem Risiko weiterer SE besonders drängend. Nach den bisher vorliegenden Studien muß in 11-25% der Fälle mit mindestens einem weiteren SE gerechnet werden (Aicardi u. Chevrie 1970; Dunn 1988; Driscoll et al. 1990; Shinnar et al. 1990; Shinnar et al. 1992). Shinnar et al. (1992) verfolgten prospektiv den weiteren Verlauf von 95 Kindern mit einem 1. SE: von diesen Kindern hatten 17% 2 oder mehr Episoden, 5 hatten 3 oder noch mehr. Außer zwei Kindern waren alle davon betroffenen Kinder neurologisch vorgeschädigt. Das Risiko der vorher neurologisch auffälligen Kinder für weitere SE betrug etwa 50%. Im Gegensatz dazu trat nur bei 3% der nicht vorgeschädigten Kinder ein weiterer Status auf. Das Risiko weiterer SE ist demnach davon abhängig, ob das Kind eine schon zuvor existierende neurologische Läsion hat oder nicht. Dieses Wissen spielt eine entscheidende Rolle bei der Frage nach der antikonvulsiven Therapie nach einem ersten SE.

Nachfolgeepilepsien

Die Häufigkeit des Auftretens einer Epilepsie nach einem SE ist abhängig von der Ätiologie (Tabelle 24). Nach dem Vorschlag von Gross-Tsur u. Shinnar (1993) wird deshalb die Epilepsierate in Anhängigkeit von den einzelnen ätiologischen Kategorien besprochen.

Idiopathischer Status epilepticus als erster unprovozierter Anfall. Bei etwa 10% der Kinder mit einem ersten unprovozierten Krampfanfall manifestiert sich dieser als SE. Für diese Patienten ergibt sich nach Maytal et al. (1989) für eine prospektiv verfolgte Gruppe eine Epilepsierate (25%), die der Epilepsierate der Kinder mit einem ersten nichtprovozierten Krampfanfall unbekannter Ätiologie entspricht. Die sehr viel höhere Rate (72%) für eine retrospektiv beurteilte Gruppe idiopathischer Status ist wahrscheinlich methodisch zu erklären (Maytal et al. 1989). Das Risiko für Patienten mit einem ersten idiopathischen SE, weitere Status zu bekommen, ist gering (Shinnar et al. 1990).

Febriler Status epilepticus. Die Kinder mit einem febrilen Status epilepticus tragen als Sondergruppe der Kinder mit komplexen Fieberkrämpfen ein erhöhtes Epilepsierisiko. Ungewöhnlich niedrig ist die von Maytal et al. (1989) angegebene Epilepsierate von 4% als Folge eines fieberhaften SE, wahrscheinlich ist aber die Nachbeobachtungszeit der gemischt-retrospektiv-prospektiv angelegten Studie (Mittelwert 13 Monate) noch zu kurz für eine sichere Aussage. Die schon zitierte britische Populationsstudie (Verity et al. 1993) ergab im Alter von 10 Jahren für 19 Kinder mit febrilem SE in 21% der Fälle Nachfolgeepilepsien, diese Zahl scheint sehr viel realistischer zu sein als der oben zitierte, außerordentlich niedrige Wert von Maytal et al. (1989).

Akuter symptomatischer Status epilepticus. Der Prozentsatz der Kinder mit einem symptomatischen SE, der nachfolgend eine Epilepsie entwickelt, liegt wahrscheinlich in der Größenordnung von 15-30%, wobei die Ursache eine große Rolle spielt (Gross-Tsur 1993). Die Nachfolgeepilepsie tritt häufig erst mehrere Jahre nach dem akuten Ereignis auf (Hauser u. Kurland 1975; Annegers et al. 1980). Es ist unklar, ob die frühzeitige antikonvulsive Therapie das Auftreten einer Epilepsie verhindern kann.

Erster Status epilepticus bei zurückliegend-symptomatischer und progredienter Ätiologie. In der Regel haben die Patienten dieser ätiologischen Gruppen schon Anfälle in der Vergangenheit gehabt. Sollte der SE der erste Anfall gewesen sein, so ist das Risiko weiterer Anfälle außerordentlich hoch (Hauser et al. 1990; Berg u. Shinnar 1991). Ebenso besteht hier ein hohes Risiko von etwa 50% für weitere SE (Driscoll et al. 1990; Shinnar et al. 1992). Der isolierte SE ist in dieser ätiologischen Gruppe die Ausnahme.

Tabelle 25. Notfalldiagnostik beim Status epilepticus. (Nach den Empfehlungen der Working Group on Status epilepticus, 1993)

- *Initialuntersuchungen*
  - Glukose, Elektrolyte, Harnstoff
  - Oxymetrie oder Blutgasanalyse
  - Antiepileptikakonzentration
  - Lumbalpunktion
  - vollständiges Blutbild
  - Urinanalyse

- *Folgeuntersuchungen nach der Stabilisierung*
  - Leberfunktionstests
  - Toxikologiescreening
  - EEG
  - Untersuchung des Gehirns mittels bildgebender Verfahren

3.2.4 Therapie des Status epilepticus

Notfallbehandlung

Wie bei jedem anderen bewußtlosen Patienten ist es auch beim Patienten mit einem konvulsiven SE notwendig, sofort Atmung und adäquaten Blutdruck sicherzustellen sowie einen intravenösen Zugang zu legen. Die anschließende Behandlung in einer Intensivpflegestation ist ratsam. Zur Klärung der Ursache sollten eine Reihe von diagnostischen Maßnahmen durchgeführt werden (Tabelle 25).

Falls möglich, soll die Ursache des SE behandelt werden. Die Körpertemperatur, der Blutdruck, die Herzaktion und die Atmungsfunktionen müssen ständig überwacht werden. Die Glukosekonzentration muß überprüft werden, um eine mögliche Hypoglykämie zu erkennen und zu behandeln. Wegen der Gefahr eines Hirnödems muß in jedem Fall eine Hyperhydratation vermieden werden, was eine sorgfältige Bilanzierung der Flüssigkeits- und Elektrolytzufuhr erfordert.

Es gibt eine Reihe von antiepileptisch wirksamen Medikamenten zur Behandlung des konvulsiven SE, die im Rahmen verschiedener

Tabelle 26. Hauptmedikamente zur Behandlung des Status epilepticus: Intravenöse (i.v.) Dosen, Pharmakokinetik und Hauptnebenwirkungen. (Nach den Empfehlungen der Working Group on Satus epilepticus, 1993)

	Diazepam	Lorazepam	Phenytoin	Phenobarbital
Erwachsenen i.v.-Dosis, [mg/kg] (Spannbreite [Gesamtdosis])	0,15–0,25	0,1 [4–8 mg]	15–20	20
Pädiatrische i.v.-Dosis, [mg/kg] (Spannbreite [Gesamtdosis])	0,1–1,0	0,05–0,5 [1–4 mg]	20	20
Pädiatrische rektale Dosis, [mg/kg]	0,5 (Maximum 20 mg)			
Maximale Zufuhrrate [mg/min]	5	2,0	50	100
Zeit bis zum Stopp des Status, [min]	1–3	6–10	10–30	20–30
Wirkungsdauer, [h]	0,25–0,5	12–24	24	48
Halbwertszeit der Elimination, [h]	30	14	24	100
Verteilungsvolumen, [L/kg]	1–2	0,7–1,0	0,5–0,8	0,7
Mögliche Nebenwirkungen				
Depression des Bewußtseins	10–30 min	mehrere h	keine	mehrere Tage
Atemdepression	gelegentlich	gelegentlich	selten	gelegentlich
Hypotension	selten	selten	gelegentlich bei Pat. mit Herzerkr.	selten
Kardiale Arrhythmien				

min = Minuten; *h* = Stunden.

3.2 Isolierter konvulsiver Status epilepticus

Tabelle 27. Vorschlag zum zeitlichen Vorgehen beim Status epilepticus. (Nach den Empfehlungen der Working Group on Status epilepticus, 1993)

Zeit [min]	Vorgehen
0–5	Diagnostiziere den Status epilepticus durch Anfallsbeobachtung Optimale Lagerung des Patienten zum Offenhalten der Atemwege; verabreiche Sauerstoff über eine Nasensonde oder Maske, erwäge die Intubation zur Beatmung Überprüfe regelmäßig die vitalen Funktionen, schließe einen Herzmonitor an Lege einen venösen Zugang, führe Blutentnahmen zur Bestimmung von Glukose, Elektrolyten, Blutbild, Antiepileptika und zum Toxin screening durch Überprüfe die Sauerstoffversorgung durch Oxymetrie oder regelmäßige Blutgasanalysen
6–9	Falls eine Hypoglykämie nachgewiesen wurde oder falls eine Glukosebestimmung nicht möglich ist, verabreiche bei Kindern 2 ml/kg einer 25%igen Glukoselösung, bei Erwachsenen zunächst 100 mg Thiamin, dann 50 ml 50%ige Glukoselösung rasch i.v.
10–20	Verabreiche entweder 0,1 mg/kg Lorazepam (2 mg/min) oder 0,2 mg/kg Diazepam (5 mg/min) i.v.; falls der Status nach Anwendung von Diazepam nicht aufhört, kann dieselbe Dosis nach 5 min erneut gegeben werden; wenn Diazepam zur Beendigung des Status epilepticus verabreicht wurde, muß als nächstes Phenytoin eingesetzt werden, um ein Wiederauftreten des Status zu verhindern
21–60	Falls der Status persistiert, appliziere 15-20 mg/kg Phenytoin, nicht schneller als 50 mg/min bei Erwachsenen und 1 mg/min bei Kindern, überprüfe während der Infusion EKG und Blutdruck; Phenytoin und glukosehaltige Infusionslösungen sind inkompatibel, die Infusionsleitung sollte deshalb vor Beginn der Phenytoininfusion mit physiologischer Kochsalzlösung gespült werden
>60	Falls der Status nach 20 mg/kg Phenytoin persistiert, verabreiche weitere Dosen von jeweils 5 mg/kg Phenytoin bis zu einer Maximaldosis von 30 mg/kg Falls der Status persistiert, gebe 20 mg/kg Phenobarbital i.v. (100 mg/min); falls Phenobarbital im Anschluß an ein Benzodiazepin gegeben wird, ist die Gefahr einer Apnoe oder Hypopnoe groß, und in der Regel ist eine Beatmung notwendig Falls der Status persistiert, wende anästhesierende Dosen von Phenobarbital oder Pentobarbital an, eine Beatmung und die Anwendung von vasopressorischen Substanzen ist praktisch immer erforderlich

Protokolle angewendet werden. Die Tabelle 26 gibt eine Übersicht über die gegenwärtig empfohlenen Antikonvulsiva. Sowohl im Erwachsenenalter als auch im Kindesalter sind dieselben Medikamente wirksam. Die intravenöse Zufuhr ist die Methode der Wahl, bei Säuglingen kann aber im Notfall mit der rektalen Anwendung von Diazepam (evtl Paraldehyd) begonnen werden.

Von der amerikanischen SE-Arbeitsgruppe der Epilepsy Foundation sind vor kurzem detaillierte Empfehlungen zum zeitlichen Ablauf der Therapie (Tabelle 27) veröffentlicht worden (Working Group on Status Epilepticus 1993).

Antikonvulsive Langzeitprophylaxe nach dem isolierten Status epilepticus

Da die Folgen eines SE in Form neurologischer Folgeschäden und Epilepsien primär eine Funktion der Ätiologie sind, ist es nicht sinnvoll, nach einem SE in jedem Fall eine antikonvulsive Langzeittherapie zu beginnen. Eine individuelle Entscheidung dafür oder dagegen muß vor allem die Ursache und die davon abhängige Wiederholungsrate für Anfälle berücksichtigen. Beim idiopathischen SE wird man ebenso wie beim isolierten nichtprovozierten Anfall in der Regel auf eine antikonvulsive Prophylaxe verzichten, während man sich nach einem ersten SE bei einem neurologisch vorgeschädigten Kind sofort dazu entscheiden wird. Es ist jedoch sicher notwendig, in der Zukunft noch weitere prognostische Kriterien herauszuarbeiten, beispielsweise ist die Bedeutung des EEG-Befunds für die therapeutische Entscheidung noch wenig untersucht. Es ist zu erwarten, daß auch beim SE ebenso wie beim ersten unprovozierten Anfall das EEG eine hohe prognostische Aussagekraft hat.

4 Symptomatische Gelegenheitsanfälle im Kindes- und Jugendalter

4.1 Allgemeines über symptomatische Gelegenheitsanfälle

Symptomatische Gelegenheitsanfälle werden durch verschiedenartige akute zerebrale Funktionsstörungen oder Läsionen ausgelöst, es handelt sich um provozierte epileptische Reaktionen („provoked seizures"). Im Prinzip können unter besonderen Umständen bei allen Individuen ohne Epilepsien epileptische Anfälle auftreten.

4.1.1 Ursachen und Häufigkeit

Die möglichen Ursachen von symptomatischen Gelegenheitsanfällen in Form akuter transienter entzündlicher, toxischer, metabolischer, traumatischer oder anderer Hirnläsionen sind in der Tabelle 28 aufgelistet. Diese Tabelle zeigt klar, eine wie große Zahl von Ursachen zu berücksichtigen ist. Die Gelegenheitsanfälle als Symptom eines akuten transienten ZNS-Insult kommen entsprechend der Häufigkeit der auslösenden Ursachen wie Meningitis, Schädel-Hirn-Trauma und Dehydratation vor allem im Säuglings- und Kleinkindalter vor (Hauser u. Kurland 1975), insgesamt treten sie aber sehr viel seltener als die idiopathischen Gelegenheitsanfälle auf (vgl. Tabelle 2).

Bei etwa 40 000 Kindern der NCPP-Studie, USA, waren bis zum Alter von 7 Jahren in 0,6% der Fälle symptomatische Anfälle aufgetreten (Ellenberg et al. 1984). Diese Anfälle manifestierten sich in der Regel als einzelne Ereignisse, die Definition schließt aber auch das

Tabelle 28. Ursachen von symptomatischen Gelegenheitskrämpfen im Kindesalter

Akute Entzündungen des ZNS
- Bakteriell: Meningitis, Hirnabszeß, subdurales Empyem
- Viral: primäre Enzephalitis (hauptsächlich Herpes-simplex-Enzephalitis), postinfektiöse Enzephalitiden, virale Meningoenzephalitis
- Pilze und Parasiten (z.B. Pilzmeningitis, zerebrale Malaria)

Schädel-Hirn-Trauma mit und ohne intrakranielle Blutungen
- Unfälle (Sturz, Verkehrsunfälle)
- Mißhandlungen (Schütteltrauma)

Metabolisch-toxische Enzephalopathien obskurer Genese im Rahmen von akuten entzündlichen Erkrankungen und Impfungen
- Reye-Syndrom
- Infektionskrankheiten des Intestinums (Shigellose, Typhus)
- Hämorrhagisches Schock- und Enzephalopathiesyndrom des Säuglings- und Kindesalters
- Krampfanfälle nach Impfungen (z.B. Pertussisenzephalopathie)

Störungen des Elektrolyt- und Wasserhaushalts
- Hypernatriämie (z.B. Diabetes insipidus)
- Hyponatriämie (z.B. inadäquate ADH-Sekretion, Wasserintoxikation)
- Hypokalzämie (z.B. Vitamin-D-Mangel, Hypoparathyreoidismus)
- Hypomagnesiämie
- Hypophosphatämie

Metabolische Störungen
- Dekompensation von behandelbaren hereditären Stoffwechselerkrankungen (z.B. Diätfehler bei Phenylketonurie, Galaktosämie)
- hepatische Enzephalopathie

Hormonelle Störungen
- Diabetes mellitus
- Hypoglykämien
- Hyperthyreose

Vergiftungen und medikamenteninduzierte Gelegenheitsanfälle
- Akute Alkoholintoxikation
- Medikamente (z.B. Theophyllin, Penicillin, Analgetika, Antidepressiva, Antihistaminika, Antidiabetika, Kontrastmittel, Lokalanästhetika, Narkosemittel, Zytostatika)

4.1 Allgemeines über symptomatische Gelegenheitsanfälle

Tabelle 28 (Fortsetzung)

Renale Erkrankungen
- Hypertensive Enzephalopathie (akute Glomerulonephritis, andere Nierenerkrankungen)
- Hämolytisch-urämisches Syndrom
- Urämische Enzephalopathie

Hypoxisch-ischämische Enzephalopathie
- akute zerebrale Hypoxie (Herzstillstand, Thromboembolien, Anämien, Synkopen)
- „near miss sudden infant death"
- Ertrinkungsunfälle
- protrahierter Schock

Kardiale und zerebrovaskuläre Krankheiten
- kardiale Krankheiten (angeborene und erworbene Herzfehler, Arrhythmien, Endokarditis)
- zerebrovaskuläre Krankheiten (Thrombosen, Embolien; Blutungen aus arteriovenösen Malformationen, Aneurysmen; Lupus erythematodes)

Verbrennungsenzephalopathie
Bestrahlungsenzephalopathie
Überbeanspruchung/Streß
- Schlafentzug
- emotionaler Streß
- extreme körperliche Belastung

Videospielassoziierte Gelegenheitsanfälle

mehrmalige Auftreten im Rahmen eines einzelnen Krankheitsgeschehens nicht aus. Die symptomatischen Gelegenheitsanfälle können mit und ohne Fieber einhergehen, in der Studie von Ellenberg et al. (1984) handelte es sich jeweils um 0,3% der Patienten mit febrilen bzw. afebrilen Anfällen. Nach dieser Studie waren Trauma (34%) und toxische Enzephalopathie (20%, einschließlich der Bleienzephalopathie) die häufigsten Ursachen symptomatischer nichtfebriler Krampfanfälle, während Meningitis und Enzephalitis (62%) oder metabolische

Störungen in Verbindung mit akuten Durchfallerkrankungen (15%) am häufigsten febrile symptomatische Krampfanfälle verursachten. In einer weiteren Arbeit dieser Autorengruppe berichteten Hirtz et al. (1984), daß die Wiederholungsrate nach symptomatischen afebrilen Anfällen 23% beträgt. Eine besondere Bedeutung haben symptomatische Krampfanfälle im frühen Säuglingsalter bei kritisch kranken Kindern, die der Intensivpflege mit Beatmung bedürfen. In der Studie von Tasker et al. (1991) wird berichtet, daß bei 22% von 251 beatmeten Säuglingen im Rahmen akuter schwerer Erkrankungen epileptische Anfälle auftraten (Tabelle 29).

Tabelle 29. Die klinische Bedeutung von Krampfanfällen bei kritisch kranken jungen Säuglingen, welche Intensivpflege benötigten. (Nach Tasker et al. 1991)

Im Laufe von 3 Jahren zeigten 54 (22%) von 251 Säuglingen epileptische Anfälle im Rahmen akuter schwerer Erkrankungen, die eine Intensivpflege mit Beatmung erforderten (Alter der Patienten: > 1 Woche bis 6 Monate; Geschlechtsverteilung: 30 Jungen, 24 Mädchen).

Anfallsbeschreibung:
- tonisch-klonisch: 41/54
- nur klonisch: 13/54
- Status epilepticus: 12/54

Ursachen:
- Infektionen: 16/54 (Enzephalitis: 8; Sepsis: 4; Pneumonien: 4)
- Intrakranielle Blutungen: 8/54 (subdural: 5; intrazerebral: 3)
- "Near miss sudden infant death": 7/54
- Gastrointestinale Erkrankungen: 6/54 (Dehydration 2; Enterokolitis 1; Peritonitis 1; Invagination 1; Pylorusstenose 1)
- Verdacht auf Enzephalitis: 8/54
- Verschiedenes: 4/54 (Kardiomyopathie, obstruktive Uropathie; Hepatitis, Wundinfektion)

4.1.2 Diagnostik

Die diagnostischen Maßnahmen werden von der dem Anfall zugrunde liegenden Ursache bestimmt. Eine diffenzierte EEG-Diagnostik gehört wegen der prognostischen Bedeutung epileptiformer Potentiale bei einer Reihe von Krankheitsbildern unbedingt dazu. In der Regel wird man auch eine zerebrale CT oder Kernspintomographie veranlassen.

4.1.3 Therapie

Allgemeine Vorschläge zur Therapie der symptomatischen Gelegenheitsanfälle sind in der Tabelle 30 zusammengefaßt. Das therapeutische Vorgehen hängt entscheidend von der Ursache der Krampfanfälle und dem damit verbundenen Wiederholungsrisiko ab. Deshalb wird die Therapie bei der Besprechung der einzelnen Anlässe von symptomatischen Gelegenheitskrämpfen ursachenbezogen dargelegt werden. Falls die Ursache des Anfalls in der Zukunft nicht mehr in Frage kommt oder ausgeschaltet werden kann, ist selbstverständlich die Anwendung von Antiepileptika nicht notwendig.

Tabelle 30. Therapie der symptomatischen Gelegenheitsanfälle im Kindesalter

- Anfallsunterbrechung mittels Antiepileptika (intravenöse oder rektale Anwendung)
- Behandlung der zugrunde liegenden akuten Erkrankung
- Antiepileptische Therapie je nach Ursache der akuten Erkrankung während der akuten Phase
- In der Regel keine medikamentöse antiepileptische Langzeitprophylaxe
  Mögliche Ausnahmen:
  - Frühanfälle in Verbindung mit bestimmten Risikofaktoren nach einem Schädel-Hirn-Trauma ?
  - prolongierte und/oder fokale Anfälle und über die Akutphase hinaus nachweisbare epileptogene Potentiale im EEG bei bakterieller Meningitis, Hirnabszeß und viraler Enzephalitis ?

4.2 Krampfanfälle bei akuten Entzündungen des ZNS

Die häufigste Ursache symptomatischer Gelegenheitsanfälle sind akute Entzündungen des ZNS. In der von Ellenberg et al. (1984) publizierten Studie an etwa 40 000 Kindern der NCPP-Studie, USA, über das Manifestationsalter und die Ursachen des ersten Anfalls war bei 62% von insgesamt 133 Patienten durch eine akute Entzündung des ZNS ein symptomatischer febriler Anfall ausgelöst worden (Tabelle 2). Einen Überblick über die Häufigkeit initialer Anfälle und postinfektiöser Epilepsien bei akuten ZNS-Infektionen gibt die Tabelle 31; aus den verschiedenen Publikationen zu den einzelnen Krankheitsbildern wurde jeweils der niedrigste und höchste Wert ausgewählt. Bleibt es bei initialen Anfällen, so handelte es sich um Gelegenheitsanfälle. Postinfektiöse Epilepsien treten bei allen Krankheitsbildern sehr viel seltener als initiale Anfälle auf.

Es liegt auch eine von Annegers et al. (1988) publizierte populationsbezogene Langzeitbeobachtung zum Epilepsierisiko von Patienten nach einer Enzephalitis und Meningitis vor; die von den Autoren erhobenen Daten gibt die Tabelle 32 wieder.

Krampfanfälle infolge bakterieller und viraler Infektionen des ZNS spielen die größte Rolle, daneben spielen auch Parasiten, Protozoen und Pilze eine Rolle. Bei der Toxoplasmose mit ZNS-Symptomen und bei Pilzerkrankungen mit ZNS-Befall muß an einen angeborenen oder erworbenen Immundefekt gedacht werden (Vasella 1994).

Tabelle 31. In der Literatur angebene Häufigkeiten der initialen Krampfanfälle und postinfektiösen Epilepsien bei Entzündungen des ZNS im Kindesalter

Entzündung	Initiale Anfälle [%]	Postinfektiöse Epilepsie [%]
Bakterielle Meningitis	15–40	3–7
Hirnabszeß	20–46	10–38
Virale Enzephalitis	37	6–15
HSV	50	17–33
Virale Meningitis	selten	kein erhöhtes Risiko

HSV = Herpes-simplex-Virus

4.2 Krampfanfälle bei akuten Entzündungen des ZNS

Tabelle 32. Das Risiko unprovozierter Anfälle nach Enzephalitis und Meningitis. (Annegers et al. 1988), Rochester-Populationsstudie von überlebenden Patienten mit Meningitis oder Enzephalitis der Jahre 1935 bis 1981

Entzündung	Zahl der Patienten	Initiale Anfälle [%]	Epilepsierisiko nach 20 Jahren [%]
Alle Entzündungen	714	19	6,8
Virale Enzephalitis	214	-	mit Frühanfällen 22 ohne Frühanfälle 10
Bakterielle Meningitis	199	-	mit Frühanfällen 13 ohne Frühanfälle 2,4
Aseptische Meningitis	311	-	2,1

4.2.1 Krampfanfälle bei akuten bakteriellen Entzündungen des ZNS

Häufigkeit, Ursachen und Prognose

Die Angaben über die Häufigkeit von initialen Krampfanfällen durch bakterielle Meningitiden schwanken ganz erheblich, sie liegen zwischen 15% und 50% (Rosman et al. 1985; Kaplan u. Fishman 1987; Rosman 1987; Pomory et al. 1990), wobei in den Publikationen nicht weiter aufgeführt wurde, ob einer oder mehrere Krampfanfälle aufgetreten waren. Junge Kinder waren häufiger betroffen als ältere, wobei die Inzidenz bei Neugeborenen und jungen Säuglingen besonders hoch lag (Wässer et al. 1985; Jährig u. Rabending 1987). Die Krampfanfälle traten typischerweise als Initialsymptom zu Beginn der Meningitis auf oder in den ersten Tagen der stationären Behandlung, wobei sie einige Tage später meist sistierten, möglicherweise unabhängig davon, ob sie behandelt wurden oder nicht (Feigin 1981; Snyder 1992). Die Krampfanfälle können durch Bakterientoxine, septischen Schock, die entzündliche Beteiligung des Hirnparenchyms am Entzündungsprozeß, kortikale Irritation, Vaskulitis, Elektrolytstörungen oder später im Verlauf der Meningitis durch Komplikationen wie subdurale Ergüsse, Parenchyminfarkte oder Hydrozephalus ausgelöst werden (Snyder 1984;

Handrick u. Wässer 1992; Snyder 1992). Ein kleiner Teil der Anfälle bei eitrigen Meningitiden wird möglicherweise durch das Fieber selbst hervorgerufen (Aicardi 1994). In jedem Fall muß aber bei einem febrilen Krampfanfall, der bei einem unter 1 Jahr alten Kind auftritt, eine eitrige Meningitis mittels Lumbalpunktion ausgeschlossen werden, denn die eitrige Meningitis kann sich in diesem Alter als Fieberkrampf ohne Meningismus manifestieren (Ratcliffe u. Wolf 1977; Samson et al. 1969; Wallace 1985). Das gilt ganz besonders für Säuglinge unter 6 Monaten, da in diesem Lebensabschnitt Fieberkrämpfe nur selten vorkommen (van den Berg u. Yerushalmy 1969). Frühe generalisierte Anfälle bei bakteriellen Meningitiden beeinträchtigen nicht die Prognose, prolongierte und fokale Anfälle haben aber eine eher schlechte Prognose (Snyder 1984). In diesen Fällen wird das durch die Meningitis schon beeinträchtigte ZNS möglicherweise zusätzlich geschädigt.

Antikonvulsive Therapie

Der akute Krampfanfall bei der bakteriellen Meningitis sollte sofort mittels Diazepam oder Clonazepam unterbrochen werden. Während der Akutphase der Meningitis sollte sich eine vorübergehende antikonvulsive Therapie mittels Phenytoin oder Phenobarbital anschließen, falls weitere Anfälle auftreten. Mögliche Abweichungen des Wasser- und Elektrolythaushalts sollten korrigiert werden (Handrick u. Wässer 1992). Nach dem Abklingen der Meningitis treten nur selten weitere Krampfanfälle auf, die Epilepsierate wird mit 3-7% angegeben (Jadavji et al. 1986; Rosman et al. 1985; Pomoroy et al. 1990). Falls die Anfälle innerhalb weniger Tage sistieren, der weitere Verlauf der Meningitis komplikationslos ist, keine schweren neurologischen Defizite aufgetreten sind und das EEG keine hypersynchrone Aktivität zeigt, kann die antikonvulsive Therapie beendet werden (Snyder 1992). Da unbekannt ist, ob die antikonvulsive Langzeitprophylaxe das Auftreten einer Epilepsie verhindern kann, sollte möglichst darauf verzichtet werden.

Falls prolongierte und/oder fokale Anfälle aufgetreten sind und über die Akutphase hinaus epileptogene Potentiale im EEG erkennbar sind, so kann eine antikonvulsive Prophylaxe erwogen werden.

4.2.2 Hirnabszeß

Krampfanfälle sind ein häufiges Initialsymptom (20-46%) von Hirnabszessen (Hirsch et al. 1983; Nielsen 1983; Jadavji et al. 1985; Hedge et al. 1986; Wong et al. 1989; Tekkök u. Erbengi 1992).

Die Epilepsie stellt einen häufigen Spätschaden der Kinder dar, welche die akute Erkrankung überlebt haben, die Epilepsierate wird bei diesen Patienten mit 10-38% angegeben (Beller et al. 1973; Hirsch et al. 1983; Hedge et al. 1986).

4.2.3 Krampfanfälle bei viralen Meningitiden und Enzephalitiden

Bei viralen Meningitiden treten zu Beginn und im Verlauf nur selten Krampfanfälle auf. Das Epilepsierisiko der Personen, die eine virale Meningitis durchgemacht haben, übersteigt nicht dasjenige der allgemeinen Bevölkerung (Annegers et al. 1988). Nach einem initialen Krampfanfall erübrigt sich deshalb eine antikonvulsive Prophylaxe.

Alle Formen der Enzephalitis können Krampfanfälle auslösen. Krampfanfälle sind oft das erste Symptom des häufigsten Typs der Enzephalitiden mit geklärter Ursache, der Herpes-simplex-Virus-Enzephalitis (Tabelle 31). Die Frühdiagnose ist deshalb besonders wichtig, weil es sich um eine behandelbare Krankheit handelt. Die Krampfanfälle durch die Herpes-simplex-Virus-Enzephalitis sind häufig fokal, prolongiert und mit neurologischen Ausfällen assoziert, das Sensorium dieser Patienten bleibt nach dem Anfall auffällig lange getrübt (Aicardi 1994). Die Epilepsierate beider überlebenden Patienten beträgt 17–33 %. Wegen des hohen Epilepsierisikos wird man sich im Falle einer HSV-Enzephalitis auch in Zweifelsfällen eher für als gegen eine antiepileptische Langzeitprophylaxe entscheiden (Tabelle 30).

4.3 Gelegenheitsanfälle nach Schädel-Hirn-Traumen ohne oder mit intrakraniellen Blutungen

4.3.1 Definitionen

Die Gelegenheitsanfälle nach Schädel-Hirn-Traumen werden nach ihrem zeitlichen Bezug zum Unfallereignis in Frühestanfälle, Frühanfälle und posttraumatische Spätanfälle eingeteilt. Die Frühestanfälle treten meist unmittelbar nach der Gewalteinwirkung (sofort oder innerhalb Sekunden oder Minuten, längstens innerhalb von 24 h) auf, die Frühanfälle innerhalb einer Woche nach dem Unfall und die Spätanfälle mit einer Latenz von mehr als 7 Tagen nach dem Schädel-Hirn-Trauma. Die Frühest- und Frühanfälle werden den Gelegenheitsanfällen zugeordnet, während die Spätanfälle klinisches Korrelat der posttraumatischen Epilepsie darstellen (Jakobi 1992, Magun u. Laub 1992, Aicardi 1994). Diese Definitionen wurden in den letzten Jahren konsequent angewendet, nicht jedoch in älteren Untersuchungen, wo die Früh- und Spätanfälle zusammengefaßt und teilweise den posttraumatischen Epilepsien zugerechnet worden waren, so daß die Angaben verschiedener Autoren über das Auftreten von posttraumatischen Epilepsien nicht immer vergleichbar sind. Abgesehen von den Definitionen spielen die Einschluß- bzw. Ausschlußkriterien, die Dauer der Nachbeobachtung und die Unterscheidung zwischen penetrierenden und nichtpenetrierenden Verletzungen eine wichtige Rolle. Die umfassendsten Arbeiten über posttraumatische Epilepsien wurden von Jennet (1975) und Annegers et al. (1980) publiziert, bezüglich der Besonderheiten im Kindesalter sind vor kurzem 2 deutsche Übersichtsarbeiten erschienen (Jakobi 1992; Magun u. Laub 1992).

4.3 Gelegenheitsanfälle nach Schädel-Hirn-Traumen

Tabelle 33. Häufigkeit der Früh- und Spätanfälle nach Schädel-Hirn-Traumen im Kindes- und Erwachsenenalter. (Nach Jakobi 1993)

	Kinder (n = 9 632) [% (n)]	Erwachsene (n = 19 296) [% (n)]
Frühanfälle	7,0 (674)	3,4 (655)
Spätanfälle	4,4 (422)	8,2 (1 567)

n = Zahl der Patienten.

Tabelle 34. Häufigkeit der Früh- und Spätanfälle nach Schädel-Hirn-Traumen in Abhängigkeit von Lebensalter und Schweregrad. (Modifiziert nach Annegers et al. 1980)

	Leicht*		Mittel**		Schwer***	
	Früh [%]	Spät [%]	Früh [%]	Spät [%]	Früh [%]	Spät [%]
Kinder	1,0	0,2	1,1	1,6	30,5	7,4
Erwachsene	0,4	0,8	2,4	1,6	10,3	13,3

* Leicht: Bewußtlosigkeit oder Amnesie < 30 min.
** Mittel: Schädelfraktur, Bewußtlosigkeit oder Amnesie > 30 min bis 24 h
*** Schwer: Hirnkontusion, intrazerebrale oder intrakranielle Blutungen, Bewußtlosigkeit oder Amnesie >24 h.

4.3.2 Auftreten, Prognose

Die Häufigkeit der Frühanfälle im Vergleich zu Spätanfällen nach Schädel-Hirn-Traumen im Kindes- und Erwachsenenalter wird in der Tabelle 33 aufgezeigt.

In einer weiteren Tabelle (Tabelle 34) ist die Häufigkeit der Früh- und Spätanfälle nach Schädel-Hirn-Traumen in Abhängigkeit von Lebensalter und Schweregrad aufgelistet. Der Schweregrad des Schädel-Hirn-Traumas wurde in der Regel folgendermaßen definiert: schwer: Hirnkontusion, intrazerebrales oder intrakranielles Hämatom, Bewußtlosigkeit oder Amnesie länger als 24 h; mittel: Schädelfraktur oder

Tabelle 35. Risikofaktoren für posttraumatische Krampfanfälle. (Modifiziert nach Jakobi 1992 und Dalmady-Israel u. Zasler 1993)

Frühanfälle	Spätanfälle
Intrakranielle Hämatome	Frühanfälle
Alter 5 Jahre	Intrakranielle Hämatome
Posttraumatische Amnesie > 24 h Impressionsfraktur	Impressionsfraktur (plus posttraumatische Amnesie >24 h oder Frühanfälle)
Schädelbasisfraktur	Schädelbasisfraktur
Fokale neurologische Ausfälle	Prolongierte posttraumatische Amnesie Komadauer über 24 h

Dauer der Bewußtlosigkeit oder Amnesie 30 min bis 24 h und leicht: kürzere Bewußtlosigkeit oder Amnesie (Annegers et al. 1980). Bei Kindern wurde eine Beziehung zwischen dem Glasgow Coma Score und der Inzidenz von Krampfanfällen festgestellt (Hahn et al. 1988): In einer Serie von 937 Kindern hatten bei einer Punktzahl von 8 35% der Kinder Anfälle, bei 9-12 Punkten 26,9% und bei 13 Punkten 5,9% der Kinder.

Die verschiedenen Risikofaktoren bezüglich des Auftretens von Früh- und Spätanfällen sind in der Tabelle 35 zusammengefaßt, nicht alle Untersucher stimmen aber bezüglich aller Faktoren überein (Dalmady-Israel u. Zasler 1993).

Frühestanfälle

Die Frühestanfälle (Sofort-, Immediatanfälle, „earliest seizures"), die sich unmittelbar nach der Gewalteinwirkung manifestieren, stellen die Antwort des Gehirns auf die kinetische Energie dar und werden am häufigsten bei Kleinkindern beobachtet. Die Frühestanfälle kommen in bis zu 7% der Fälle nach Schädel-Hirn-Traumen vor (Ritz et al. 1981). Sie sind weder mit intrakraniellen Komplikationen noch mit posttraumatischen Epilepsien assoziiert (Jakobi 1992).

Frühanfälle

Die Wahrscheinlichkeit von Frühanfällen („early seizures") nach einem Schädel-Hirn-Trauma ist bei Kindern sehr viel höher als bei Erwachsenen (Kennedy u. Freeman 1986; Jakobi 1992). Dieses Phänomen zeigt, daß das Gehirn eines Kindes sehr viel eher mit epileptischen Anfällen auf eine Läsion reagiert als das Gehirn eines erwachsenen Menschen. Frühanfälle kommen vor allem bei schweren Schädel-Hirn-Traumen vor, und in diesen Fällen sind wiederum vor allem Kinder betroffen (Tabellen 33, 34). Bei den Frühanfällen handelt es sich in über 50% der Fälle um fokal-elementare Anfälle, beim Rest überwiegend um (sekundär) generalisierte Anfälle (Jakobi 1992). Nicht selten manifestieren sie sich in Form eines SE, bei unter 5 Jahre alten Kindern in 20% der Fälle, bei älteren Kindern in 10% der Fälle (Stöwsand u. Bues 1970; Jakobi 1992). Bei Auftreten von Frühanfällen muß vor allem an intrakranielle Blutungen, Elektrolytverschiebungen, kardio- oder zerebrovaskuläre Komplikationen und intrakranielle Infektionen (z.B. durch Liquorfisteln) gedacht werden, entsprechende weiterführende diagnostische Maßnahmen sind dann erforderlich. Nach Jennet (1975) ist das (subdurale) intrakranielle Hämatom der Hauptrisikofaktor für Frühanfälle, es trat in 25% der Fälle mit dieser Komplikation auf. Mit den Frühanfällen ist ein erhöhtes Risiko für die Entwicklung einer posttraumatischen Epilepsie verbunden, 6,9-28% der Kinder mit Frühanfällen entwickeln später eine Epilepsie (Jakobi 1992).

Spätanfälle

Spätanfälle, welche mit einer Latenz von mehr als 7 Tagen nach dem Schädel-Hirn-Trauma auftreten und die eigentliche posttraumatische Epilepsie ausmachen, kommen bei Kindern nur in einem geringen Prozentsatz (etwa 4-5% der Patienten) vor. Die Spätanfälle manifestieren sich beim Kind in 40% der Fälle als generalisierte Anfälle, bei 46% der Kinder als partiell-elementare und bei 14% der Patienten als partiell-komplexe Anfälle (Jakobi 1992). Die Pathogenese der posttraumatischen Epilepsie ist ungeklärt, sie wird auf eine Gliose zurückgeführt (Dalmady-Israel u. Zasler 1993). Eine genetische Prädisposition zu epileptischen Anfällen scheint in der Ätiologie der posttraumatischen Anfälle keine Rolle zu spielen (Schaumann et al. 1994).

Die Wahrscheinlichkeit von Spätanfällen beträgt bei Kindern etwa 4,5%, bei Erwachsenen etwa 8% (Tabelle 33). Offensichtlich reagieren Kinder im Akutstadium eines Schädel-Hirn-Traumas häufiger mit einem Krampfanfall als Erwachsene (s. oben), permanente Veränderungen mit Auftreten einer Epilepsie kommen bei ihnen aber sehr viel seltener vor, in dieser Hinsicht scheint das kindliche Gehirn widerstandsfähiger zu sein. Die posttraumatische Epilepsie beginnt in der Mehrzahl der Fälle innerhalb von 2 Jahren. Jennet (1975) berichtete beispielsweise, daß die Anfälle bei 27% der Patienten in den ersten 3 Monaten, bei 50-66% innerhalb eines Jahres und bei 75-85% im Laufe der ersten 2 Jahre nach dem Trauma auftraten (der einzelne Anfall eingeschlossen). Je später der 1. Anfall nach der Hirnläsion auftrat, um so wahrscheinlicher kam es zu Anfallsrezidiven (Jennet 1975).

Die Inzidenz der posttraumatischen Epilepsie ist in jedem Lebensalter von der Schwere des Schädel-Hirn-Traumas abhängig (Tabelle 34). Während das Risiko von Spätanfällen nach leichten und mittelschweren Schädel-Hirn-Traumen eher gering ist (<1% bzw. <2 %), steigt es nach schweren Schädel-Hirn-Traumen ganz erheblich an, es kann dann 15 - 20% betragen (Dalmady-Israel u. Zasler 1993). Die Lokalisation der Hirnläsion spielt ebenfalls eine Rolle: Das Risiko für eine posttraumatische Epilepsie ist am höchsten nach Läsionen in der Zentralregion, etwas niedriger bei temporalen und frontalen Schädigungen und am geringsten bei okzipitalen Läsionen (Magun u. Laub 1992). Eine ganze Reihe weiterer Faktoren scheint zu dem Auftreten einer posttraumatischen Epilepsie zu prädisponieren, u.a. intrakranielle Hämatome, Impressionsfrakturen und lange Dauer der posttraumatischen Amnesie (Tabelle 35).

Die Häufigkeit der Spätanfälle bei intrakraniellen Hämatomen beträgt nach Jakobi (1992) im Kindesalter etwa 15%, sie ist jedoch abhängig von der Art des Hämatoms; denn die Rate der Spätanfälle beträgt 5% bei epiduralen Hämatomen und 25% bei akuten subduralen Hämatomen bzw. bei großen intrazerebralen Hämatomen, die operiert werden mußten. Bei Kindern besteht ein deutlich erhöhtes Risiko für Früh- und Spätanfälle nach Schädelbasisfrakturen (Jakobi 1992). Bei

Kindern ist das Epilepsierisiko nach einer linearen Fraktur nicht erhöht. Frühanfälle werden schon lange mit einem erhöhten Epilepsierisiko assoziiert (Jennet 1975), nach Annegers et al. (1980) ist dies jedoch bei Kindern nicht der Fall.

Ob ein pathologisches EEG nach dem Unfall in bezug auf das Auftreten einer posttraumatischen Epilepsie eine prognostische Aussage hat, ist bisher nicht geklärt (Dalmady-Israel u. Zasler 1993). Das EEG zeigt nur bei 25% der Patienten mit Spätanfällen epilepsiespezifische Veränderungen (Hess 1981). Nach Jakobi (1992) erhöht jedoch hypersynchrone Aktivität, die auf den Ort der Hirnläsion bezogen werden kann, das Epilepsierisiko.

4.3.3 Antikonvulsive Therapie der Gelegenheitsanfälle nach einem Schädel-Hirn-Trauma

Therapie rezidivierender oder prolongierter Früh- und Spätanfälle

Eine antiepileptische Therapie der Frühanfälle ist dann indiziert, wenn diese entweder wiederholt oder in Form eines SE aufgetreten sind, die Behandlungsdauer sollte längstens 2 - 3 Monate betragen (Magun u. Laub 1992; Willmore 1992).

Die Diagnose einer posttraumatischen Epilepsie sollte erst nach wiederholtem Auftreten von Spätanfällen entsprechend den üblichen für die Epilepsiediagnostik geltenden Grundsätzen gestellt werden.

Prophylaktische antiepileptische Therapie

Die prophylaktische antiepileptische Behandlung basiert auf der Annahme, daß die frühzeitige Verabreichung eines Antiepileptikums die Ausbildung eines epileptogenen Fokus und damit das Auftreten von Spätanfällen verhindern könne. Die Frage aber, ob dieses zutrifft, wird sehr kontrovers diskutiert (Übersicht bei Magun u. Laub 1992; Willmore 1992). Das geringe Epilepsierisiko nach leichten und mittleren Schädel-Hirn-Traumen spricht sowieso gegen eine prophylaktische Pharmakotherapie. Von verschiedenen Autoren wurde deshalb eine antiepileptische Therapie für den Fall empfohlen, wenn ein schweres

Tabelle 36. Plazebokontrollierte prospektive Doppelblindstudien zur Prüfung der Wirksamkeit einer antiepileptischen Prophylaxe posttraumatischer Epilepsien. (Nach Willmore 1992)

Autoren	Medikament	Prozentsatz mit Epilepsien	
		Kontrollen	Behandelt
Penry et al. (1979)	Phenytoin Phenobarbital	13	23
Young et al. (1983b)	Phenytoin	10,8	12,9
Temkin et al. (1990)	Phenytoin	21,1	27,5

Schädel-Hirn-Trauma vorlag oder wenn bestimmte Risikofaktoren (Tabelle 35) zutrafen. Die Behandlungsergebnisse waren widersprüchlich. Young et al. 1979 verglichen die Epilepsierate von 6% ihrer behandelten Patientengruppe mit der früherer Arbeiten ohne Therapie und kamen zu dem Schluß, daß die antiepileptische Therapie das Auftreten der posttraumatischen Epilepsie verhindern könne. Auch Wohns u. Wyler (1979), die ausgewählte Patienten mit einem kritischen Epilepsierisiko (Impressionsfrakturen, Dura- oder Cortexlazerationen, prolongierte posttraumatische Amnesie) behandelten, beschrieben einen günstigen Effekt der Antikonvulsivaprophylaxe. Diese Berichte werden jedoch durch die Ergebnisse mehrerer prospektiver Doppelblindstudien sehr in Frage gestellt (Tabelle 36). Penry et al. (1979) verabreichten Patienten mit Schädel-Hirn-Traumen Phenytoin und Phenobarbital im Rahmen einer plazebokontrollierten Doppelblindstudie. Die Epilepsierate von behandelten und unbehandelten Patienten (21% vs. 13%) unterschieden sich nicht signifikant. In einer weiteren Doppelblindstudie (Young et al. 1983) an 179 Patienten, von denen jeweils etwa die Hälfte entweder Phenytoin oder Plazebo erhielten, fand sich nach 18 Monaten ebenfalls kein Unterschied (12,9% Epilepsien bei den Behandelten, 10,8% in der Plazebogruppe). Temkin et al. (1990) untersuchten in einer randomisierten Doppelblindstudie an 404 Patienten mit schwerem Schädel-Hirn-Trauma die Wirkung von Phenytoin (n=208) gegenüber Plazebo (n=196). Die Substanzen waren ein Jahr lang verabreicht worden, die Wirkspiegel von Phenytoin waren überprüft worden. Die Nachuntersuchungen wurden über einen Zeitraum von 2 Jahren durchgeführt. Innerhalb der ersten Woche nach dem Trauma traten in der Behandlungsgruppe nur in 3,6% der Fälle Anfälle auf, in der Kontrollgruppe in 14,2%. Zwischen dem 8. Tag und einem Jahr lagen die entsprechenden Werte bei 21,5% bzw. 15,7% und am Ende der 2 Jahre bei 27,5% respektive 21,1%. Das Versagen der Phenytoinprophylaxe konnte nicht durch niedrige Phenytoinkonzentrationen erklärt werden. In dieser Studie führte demnach die Phenytoingabe nur in der ersten Woche nach Schädel-Hirn-Traumata zu einer signifikanten Reduktion von Krampfanfällen.

Da die prophylaktische antiepileptische Behandlung nach einem Schädel-Hirn-Trauma nicht sicher wirksam ist, empfehlen einige Untersucher, die Prophylaxe auf Patienten mit einem hohen Epilepsierisiko zu beschränken. Für das Kindesalter hat Jakobi (1992) beispielsweise folgende Empfehlungen ausgesprochen: Bei Frühanfällen sollte dann eine prophylaktische antikonvulsive Therapie für 2 Jahre begonnen werden, wenn das individuelle Epilepsierisiko 25% übersteigt. Er schlägt die Einleitung einer niedrig-dosierten Phenobarbitaltherapie bei Kindern unter 5 Jahren bzw. einer Carbamazepintherapie bei Patienten über 5 Jahren vor, wenn ein offenes Schädel-Hirn-Trauma vorliegt oder wenn mindestens 2 oder mehr der folgenden Faktoren zutreffen: posttraumatische Frühanfälle, intrakranielle Blutungen, eine Bewußtseinsstörung, die länger als 24 h anhält, eine Impressionsfraktur mit Duraeinriß und länger als 24 h anhaltender posttraumatischer Amnesie, eine Schädelbasisfraktur und eine fokale hypersynchrone Aktivität, die auf das Schädel-Hirn-Trauma bezogen werden muß. Wegen der widersprüchlichen Ergebnisse der Studien zum Problem der antiepileptischen Prophylaxe posttraumatischer Epilepsien bleibt dem behandelnden Arzt jedoch ein breiter Ermessensspielraum bezüglich der Entscheidung für oder gegen die Prophylaxe.

4.4 Krampfanfälle infolge metabolisch-toxischer Enzephalopathien obskurer Genese im Rahmen akuter entzündlicher Erkrankungen oder Impfungen

In diesem Kapitel sind die Enzephalopathien zusammengefaßt, bei denen trotz der Schwere der ZNS-Beteiligung Liquorveränderungen im Sinn einer entzündlichen Befundkonstellation nur gering ausgeprägt sind oder überhaupt fehlen können. Ein typisches Beispiel ist das Reye-Syndrom. Akute Enzephalopathien bei exanthematischen Krankheiten (Masern, Röteln, Windpocken) können in der Regel aufgrund des klinischen Bilds einer der verschiedenen Manifestationsformen von ZNS-Infektionen (Meningoenzephalitis, Enzephalitis, Enzephalomyelitis) zugeordnet werden.

4.4.1 Reye-Syndrom

Symptomatische Gelegenheitsanfälle treten häufig auch beim Reye-Syndrom auf. Hierbei handelt es sich um ein klinisch-pathologisch definiertes Krankheitsbild mit einer akuten nichtinflammatorischen Enzephalopathie und fettiger Infiltration verschiedener Organe, vor allem der Leber, der Nieren und des Herzens (Reye et al. 1963; Trauner 1992; Steinberg u. Frank 1993c).

Das Reye-Syndrom betrifft Kinder aller Altersgruppen, 2 Altersgipfel finden sich bei etwa 4 und 11 Jahren. Die Inzidenz lag in den USA zwischen 1970 und 1979 bei 3,5-6 auf 100 000 Personen unter 18 Jahren, sie hat aber dort ebenso wie in allen anderen Ländern im Lauf der Zeit ganz erheblich abgenommen. Epidemiologische Studien haben eine Verbindung zwischen der Anwendung von Azetylsaiizylsäure und dem Auftreten des Reye-Syndroms vermuten lassen, daraufhin war der Gebrauch dieses Medikaments erheblich eingeschränkt worden. Aber auch in den Ländern, in denen die Anwendung von Azetylsaiizylsäure bei Virusinfektionen schon vorher ganz unüblich gewesen war, zeigte sich ein ähnlicher Rückgang der Häufigkeit.

Der Verlauf des Reye-Syndroms ist häufig biphasisch, etwa 2-5 Tage nach einem viralen Infekt, meist in Form eines fieberhaften Atemwegsinfekts oder einer Gastroenteritis, beginnt es mit rezidivierendem Erbrechen, evtl. auch hämorrhagischem Erbrechen. Dann treten Verhaltensänderungen und Bewußtseinsstörungen auf: Irritabilität, Desorientierung, Halluzinationen, Delirium. Die Enzephalopathie zeigt eine variable Ausprägung in verschiedenen Stadien: Stadium I: Lethargie, Schläfrigkeit; Stadium II: Desorientierung, Sopor; Stadium III: Koma, Dekortikationshaltung; Stadium IV: Koma, Dezerebrationshaltung; Stadium V: tiefes Koma und totale Muskelschlaffheit. Zu jeder Zeit im Verlauf der Erkrankung können Krampfanfälle auftreten, bis zu 50% der Kinder sind betroffen. Meist handelt es sich um generalisierte Anfälle, sehr viel seltener um partielle Anfälle (Aoki u. Lombroso 1973). Passager kommt es zur zentralen neurogenen Hyperventilation (Stadium II und III), dann zur Adams-Stokes-Atmung und schließlich zur Atemlähmung. Weitere Charakteristika sind: erhöhter intrakranieller Druck durch ein Hirnödem (kontinuierliche Druckmessung während der Therapie erforderlich), Hyperthermie durch eine hypothalamische Dysfunktion und Hepatomegalie (in 30% der Fälle). Wesentliche Laborbefunde sind: Hyperammonämie, Hypoglykämie, erhöhte Aktivität der GOT und GPT ohne Bilirubinerhöhung, Hypoprothrombinämie, gemischt-respiratorisch-metabolische Störungen des Säure-Basen-Status, erhöhte Aktivität der CK, erhöhte Serumkonzentration von Harnstoff und Kreatinin, erhöhte Konzentration freier Fettsäuren im Serum, erhöhte Serumkonzentrationen kurzkettiger Fettsäuren und der Aminosäuren Lysin, Glutamin, Alanin und α-Aminobuttersäure. Der Liquorbefund weist allenfalls eine erniedrigte Glukosekonzentration und leichte Zellzahlerhöhung auf, der Eiweißgehalt ist in der Regel nicht erhöht. Die mit dem Reye-Syndrom assoziierten EEG-Veränderungen sind unspezifisch. Typisch ist die globale Verlangsamung ohne fokale Abweichungen. In den fortgeschrittenen Stadien tritt ein Burst-suppression-Muster auf, schließlich wird das EEG isoelektrisch (Aoki u. Lombroso 1973).

Die Mortalität liegt heute bei 15-30%. Bei Überleben des Reye-Syndroms ist die plötzliche und schnelle Besserung typisch, passagere mentale und kognitive Folgeschäden in Form von Lernstörungen,

Wahrnehmungsstörungen und Sprachentwicklungsverzögerungen sollen häufiger vorkommen. Bleibende schwerere Schäden wie motorische Ausfälle, mentale Retardierung oder Epilepsien sind eher selten (Trauner 1992).

Die Pathogenese ist unbekannt. Am häufigsten trat dieses Syndrom in Assoziation mit lnfluenza-B- oder -A-Virus- und Varizella-Virus-Infektionen auf. Charakteristisch ist die Schädigung der Mitochondrien von Leber, Gehirn, Muskel und Pankreas durch extrinsische oder intrisische Toxine (herabgesetzte Aktivität zahlreicher mitochondrialer Enzyme). Die pathologisch-anatomischen Befunde schließen ein: massive Verfettung des Leberparenchyms in Form einer diffusen mikrovesikulären Lipidanhäufung im Zytoplasma der Hepatozyten, vergrößerte und deformierte Lebermitochondrien, ein ausgeprägtes diffuses Hirnödem sowie Lipidanreicherung in anderen Organen, besonders Nieren, Herz und Pankreas.

4.4.2 Infektionskrankheiten des Intestinums

Bei einer Reihe von intestinalen Infektionskrankheiten können im Rahmen einer ZNS-Komplikation symptomatische Krampfanfälle auftreten: Shigellose, Typhus, Campylobacter-Infektionen und Amöbiasis. Bei den Campylobacter-Infektionen haben Havalad et al. (1980) beispielsweise eine Häufigkeit der Krampfanfälle von 64% festgestellt, wobei das Alter der Kinder außerhalb des bei Fieberkrämpfen üblichen Alters lag. Auf die Amöbiasis soll nicht näher eingegangen werden, da sie bei uns keine Rolle spielt, jedoch auf die Shigellose und den Typhus.

Shigellose

Die Shigellen produzieren ein Exotoxin, das für die möglichen neurologischen Komplikationen in Form von Krampfanfällen, Polyneuropathien und Enzephalopathien verantwortlich gemacht wird (Steinberg u. Frank 1993d). Durch die Shigellen kann es zu einer akuten, fulminant verlaufenden und fatalen Enzephalopathie kommen (Sandyck u. Prenon 1983; Archivist 1993). Krampfanfälle als Komplikation kommen praktisch nur bei Kindern zwischen 6 Monaten und 4 Jahren vor, etwa 10-50% der Kinder mit einer Shigellose sind betroffen. Die Krampfanfälle sind in der Regel generalisiert und kurzdauernd, eine antikonvulsive Therapie ist nicht notwendig. Eine Abgrenzung dieser symptomatischen Anfälle von Fieberkrämpfen ist im Einzelfall sicher schwierig oder gar unmöglich, im Unterschied zu den Fieberkrämpfen kommt es aber bei den Shigellen-assoziierten Krampfanfällen nicht zu weiteren febrilen oder afebrilen Anfällen (Lahat et al. 1990).

Typhus

Bei der systemischen Erkrankung des Typhus ist das ZNS häufig mitbetroffen. Neuropathologisch finden sich jedoch keine spezifischen Läsionen, und die Pathogenese der ZNS-Beteiligung ist unklar. Die häufigste Komplikation ist ein toxisch-konfusioneller Zustand (etwa 60%), es kann zum Koma kommen (Steinberg u. Frank 1993d). Weitere mögliche Komplikationen sind Meningismus (selten Meningitis), Spastizität, Aphasie, Ataxie, Guillain-Barré-Syndrom. Krampfanfälle treten relativ selten auf (etwa 2%), dabei handelt es sich in der Regel um generalisierte Anfälle (Osuntakun et al. 1972).

4.4.3 Hämorrhagisches Schock- und Enzephalopathiesyndrom des Säuglings- und Kindesalters

Im Jahr 1983 wurde erstmals ein perakut verlaufendes Krankheitsbild mit der Bezeichnung hämorrhagisches Schock- und Enzephalopathie-Syndrom beschrieben, das durch das plötzliche Auftreten eines schweren Kreislaufschocks und einer Enzephalopathie mit Krampfanfällen und Koma in Verbindung mit Blutungen gekennzeichnet ist (Levin et al. 1983). In fast allen Fällen gingen Fieber, Erbrechen und wässrigblutiger Durchfall als Prodromalzeichen voran (Levin et al. 1989). Laborchemisch fanden sich die Zeichen einer disseminierten intravasalen Gerinnungsstörung, ein Abfall der Hämoglobinkonzentration und der Thrombozytenzahl, eine Azidose, ein Anstieg der Leberwerte und

Zeichen der Niereninsuffizienz. Ein Keimnachweis in Blut oder Liquor gelang nicht. Die Erkrankung ist durch eine hohe Letalität und eine hohe Rate neurologischer Folgeschäden belastet (Levin et al. 1989; Kirschstein et al. 1991; Bacon u. Hall 1992; Schlüter u. Andler 1993). Postmortal fanden sich auf dem Boden von intravasalen Mikrothromben multiple Blutungen in den meisten Organen. Das Gehirn zeigte in der Regel ein ausgeprägtes Ödem, die Leber wies zentrilobuläre Nekrosen auf (Levin et al. 1989).

Praktisch alle Kinder hatten generalisierte oder multifokale Krampfanfälle, die in der Regel schwer zu kontrollieren waren, v.a., wenn sie sehr früh (bei Krankenhausaufnahme) auftraten. Das EEG zeigte Verlangsamungen und häufig fokale oder multifokale hypersynchrone Aktivität (Bacon u. Hall 1992). Mittels der zerebralen CT und MRT konnten zerebrale Infarkte nachgewiesen werden (Zureikat et al. 1990, Bratton u. Jardine 1992).

Trotz intensiver therapeutischer Maßnahmen zur Behandlung von Schock, Gerinnungsstörungen, Hirnödem und Krampfanfällen versterben etwa 50% der Betroffenen (Bacon u. Hall 1992).
Die Pathogenese ist ungeklärt, eine defekte Proteaseninhibitorproduktion oder -freisetzung wird diskutiert, da erniedrigte Serumkonzentrationen der Proteasen-inhibitoren $_1$-Antitrypsin und $_2$-Makroglobulin bei einigen Kindern festgestellt wurden (Levin et al. 1989).

4.4.4 Gelegenheitsanfälle nach Impfungen

Nach Impfungen treten gelegentlich Krampfanfälle auf. Kinder, die in zeitlichem Zusammenhang mit Impfungen einen Krampfanfall bekommen, haben in der Regel gleichzeitig Fieber. In den meisten Fällen handelt es sich dabei um Fieberkrämpfe, denn das durch Impfungen hervorgerufene Fieber kann ebenso wie das Fieber jeder anderen Ursache auch Krampfanfälle hervorrufen. Isolierte Krampfanfälle nach Impfungen haben in der Regel eine gute Prognose.

Bei den heute empfohlenden Impfungen werden am häufigsten Krampfanfälle im Gefolge der Pertussis- und der Masern-Impfung beobachtet (Fenichel 1982; Rutledge u. Snead 1986; Quast et al. 1993).

Bei 1,4% der 2766 Kinder der NCPP- Studie, die einen oder mehrere Krampfanfälle in den ersten 7 Jahren ihres Lebens erlitten hatten, folgte der erste Krampfanfall innerhalb von 2 Wochen nach einer Impfung, jeweils in 1/4 der Fälle nach einer Impfung gegen Diphterie-Pertussis-Tetanus bzw. Masern (Hirtz et al. 1983). In der Regel hielten die Anfälle nicht länger als 30 min an, und kein Kind entwickelte danach eine Epilepsie. Ein Kind zeigte als Folge eines febrilen SE nach einer DPT-Impfung einen Sprachentwicklungsrückstand. Mehr als die Hälfte dieser Kinder hatten schon vorher Fieberkrämpfe gehabt bzw. hatten eine belastende Vorgeschichte mit Fieberkrämpfen bei Eltern oder Geschwistern.

Sehr selten werden Krampfanfälle nach der Mumps- oder Rötelnimpfung beobachtet, so daß ein ursächlicher Zusammenhang sehr bezweifelt werden muß. Auch bei einem isolierten Krampfanfall nach der Poliomyelitisimpfung ist der Kausalzusammenhang äußerst fraglich, denn bei der Poliomyelitiserkrankung selbst kommt ein solches Ereignis fast nie vor (Quast et al. 1993).

Krampfanfälle werden auch als ein Charakteristikum von Impfenzephalopathien angesehen, deren Pathogenese weitgehend unbekannt ist (Fenichel 1982, Rutledge u. Snead 1986). Vor allem die früher durchgeführten Impfungen gegen Pocken waren mit dieser Impfkomplikation verbunden gewesen. Die Frage, ob die Immunisierung gegen Pertussis mit dem bisher verwendeten inaktivierten Ganzkeimimpfstoff eine Impfenzephalopathie hervorgerufen kann, wurde lange Zeit kontrovers beantwortet, nach dem gegenwärtigen Stand des Wissens aber eher verneint (Quast et al. 1993).

Krampfanfälle nach Pertussisimpfungen

Nach einer Impfung mit zellulärem Diphtherie-Tetanus-Pertussis (DTP)-Impfstoff können eine Reihe unerwünschter Wirkungen vorkommen (u.a. Krampfanfälle, hohes Fieber, Lethargie, anhaltendes Schreien, Kreislaufkollaps). Für diese Komplikationen, die in den ersten 48 h nach der Impfung auftreten, wird vor allem die Pertussiskomponente verantwortlich gemacht, und zwar werden diese Reaktionen aktivem Pertussistoxin, das im Impfstoff enthalten ist, zugeschrieben.

Die geschätzte Inzidenz der Krampfanfälle, die innerhalb von 48 h nach der Impfung auftreten, ist 1 auf 1750, basierend auf einer Studie mit 15752 DTP-Impfungen (Cody et al. 1981).

In einer retrospektiven epidemiologische Studie an 112 Kindern mit Epilepsien und 229 Kindern mit Fieberkrämpfen nach der Pertussisimpfung wurden eine Reihe klinischer Variablen in verschiedenen Zeitintervallen nach der Pertussisimpfung geprüft (Cherry et al. 1993). Bei den Patienten mit Epilepsien fand sich keine Beziehung der Variablen zu den Impfungen. Falls der Fieberkrampf innerhalb von 3 Tagen nach der Impfung aufgetreten war, so waren folgende klinische Charakteristika der Fieberkrämpfe häufiger vermerkt worden: Dauer länger als 10 min, das Auftreten von mehr als einem Anfall und fokale Zeichen. Gegen die Ergebnisse der Studie kann eingewendet werden, daß nur bei 11% von 2158 Kindern mit Fieberkrämpfen das exakte Datum der Impfung bekannt war, daß bei einem komplizierten Fieberkrampf die Datenerhebung wahrscheinlich genauer war als bei einem einfachen Fieberkrampf und daß es so zu einer Selektion von Patienten gekommen ist.

Blumberg et al. (1993) haben ebenfalls die klinischen Daten von 60 Kindern, die eine schwere Reaktion nach der DTP-Impfung gezeigt hatten, analysiert. Bei 40 Kindern waren Krampfanfälle aufgetreten, deren Charakteristika sich nicht von einer Vergleichsgruppe mit Fieberkrämpfen ohne vorangegangene Impfung unterschieden.

Die Ergebnisse älterer und der dargelegten Studien zeigen, daß die Krampfanfälle nach Pertussisimpfungen insgesamt eine gute Prognose haben (Committee on Infectious Diseases, 1991). Die Einführung azellulärer Impfstoffe läßt eine geringere Komplikationsrate erwarten.

Neben den Fieberkrämpfen wurde der Keuchhustenimpfung eine akute Enzephalopathie zugeschrieben, die durch prolongierte oder komplizierte Krampfanfälle mit oder ohne Fieber, Bewußtseinsstörungen und neurologische Ausfälle gekennzeichnet sei und zu bleibenden neurologischen Schäden (z. B. mentale Retardierung, Epilepsien und zerebrale Bewegungsstörungen) führen soll. Es gibt zahllose Fallberichte (Wentz u. Marcuse 1991). Ein typisches Beispiel ist die Publikation von Kulenkampff et al. (1974), welche 36 Fälle einer schweren neurologischen Erkrankung innerhalb von 14 Tagen nach DPT-Imp-

4.4 Krampfanfälle infolge metabolisch-toxischer Enzephalopathien

fung beschrieben. Diese Autoren hoben hervor, daß bei 24 der 36 Kinder der Beginn der Erkrankung sogar innerhalb von 24 h nach der Impfung zu datieren war, und sie folgerten daraus, daß die Assoziation zwischen Impfung und akuter neurologischer Erkrankung eher kausal als zufällig anzusehen war.

Aus mehreren Gründen ist es aber nahezu unmöglich, einen kausalen Zusammenhang zwischen der Keuchhustenimpfung und einer akuten Enzephalopathie herzustellen: 1) Akute Enzephalopathien treten in dem Lebensalter, in dem die Impfungen vorgenommen werden, ohne und mit vorangegangener Impfung auf; 2) Ein Krampfanfall ohne oder mit Fieber ist häufig die erste Manifestation einer bisher verborgenen neurologischen Krankheit; 3) Da die Kinder in den ersten Lebensmonaten geimpft werden, ist es zu diesem Zeitpunkt außerordentlich schwierig, schon zu erkennen, ob sie neurologisch vorgeschädigt sind oder nicht; 4) Es gibt keine spezifischen Symptome oder Befunde einer Keuchhusten-Enzephalopathie (Ad hoc Committee for the Child Neurology Society consensus statement on pertussis immunization and the central nervous system 1991, Committee on Infectious Diseases 1991).

In Großbritannien war in den Jahren 1976-1979 eine nationale Enzephalopathiestudie des Kindesalters mit der Frage durchgeführt worden, ob die DPT-Impfung permanente neurologische Schäden hervorrufen kann. Von 1182 Kindern im Alter von 2-36 Monaten, die wegen einer ernsten akuten neurologischen Erkrankung in eine Krankenhaus aufgenommen worden waren, hatten 29 Kinder (17 mit prolongierten Krampfanfällen und 10 mit einer Enzephalitis bzw. Enzephalopathie) bis zu 7 Tage vorher eine DPT-Impfung erhalten. Populationsbezogen ergab sich das Risiko einer akuten Enzephalopathie von 1:140 000 und das Risiko einer permanenten neurologischen Schädigung von 1:330 000. Anhand einer späteren erneuten Analyse der Daten wurden diese Zahlen aber wieder in Frage gestellt. Bei einigen der angeblich durch die DPT-Impfung permanent geschädigten Kindern fanden sich andere Ursachen (z.B. Reye-Syndrom). Da insgesamt drei weitere Populationsstudien mit über 600 000 Dosen des DPT-Impfstoffs (Pollock u. Morris 1983; Walker et al. 1988; Griffin et al. 1990) keinen sicheren Zusammenhang zwischen der Pertussisimunisierung und permanenten Hirnschäden haben erkennen lassen, wurde von mehreren nationalen

Komittees (USA, Großbrittannien, Kanada) schließlich eine kausale Beziehung überhaupt verneint. Wenn es eine Keuchhustenenzephalopathie gibt, so scheint sie zumindest außerordentlich selten vorzukommen (Ad hoc Committee for the Child Neurology Society consensus statement on pertussis immunization and the central nervous system 1991, Committee on Infectious Diseases 1991).

Aus den bisher vorliegenden epidemiologischen Daten kann nach dem gegenwärtigen Stand des Wissens folgende Schlußfolgerung gezogen werden: Bei den im zeitlichen Zusammenhang mit einer Keuchhustenimpfung auftretenden Krampfanfällen handelt es sich in der großen Mehrzahl der Fälle um Gelegenheitsanfälle (Fieberkrämpfe), sehr viel seltener um symptomatische Anfälle einer zugrunde liegenden neurologischen Störung, die nichts mit der Impfung zu tun hat, und nur äußerst selten oder möglicherweise gar nicht um die Folge einer Impfenzephalopathie.

4.5 Gelegenheitsanfälle bei Störungen des Elektrolyt- und Wasserhaushalts

Störungen des extrazellulären Milieus der Neuronen durch Veränderungen des Elektrolyt- und Wasserhaushalts gehören zu den häufigen Ursachen von Gelegenheitsanfällen im Kindesalter. Eine Störung der Homöostase des Elektrolyt- und Wasserhaushalts ist bei folgenden Krankheitsbildern bzw. Symptomen zu erwarten: Dehydratation, Hypo- und Hypervolämie, Ödemen, Herzinsuffizienz, Nierenerkrankungen, Eiweißverlustsyndrome, Leberzirrhose und Fisteln (Köhler 1990).

4.5.1 Hypo-/Hypernatriämie

Die Störungen der Natriumhomöostase sind in der Regel mit Veränderungen des Wasserhaushalts assoziiert. Entsprechend findet sich bei einer verminderten Natriumkonzentration bzw. bei einer Vermehrung des freien Wassers eine Hypoosmolalität des Serums. Eine Hyperosmolalität des Serums ist die Folge einer Hypernatriämie oder des Verlusts von freiem Wasser (z.B. durch eine Glukosurie). Zerebrale Krampfanfälle treten meist erst bei Serumnatriumkonzentrationen unter 120 mmol/l oder über 160 mmol/l auf oder bei dem Versuch einer zu raschen Korrektur einer Hypernatriämie. In der Untersuchungsserie von Ellenberg et al. (1984) war eine mit Durchfällen assoziierte Dehydratation in 15% der Fälle die Ursache der symptomatischen Krampfanfälle.

Hyponatriämien (Serumnatrium unterhalb 130 mmol/l) können Durchfälle, die Korrektur diabetischer Ketoazidosen, Herzinsuffizienz, Nierenversagen, inappropriate Sekretion von antidiuretischem Hormon, Mangel an Mineralokortikoiden und Dialysedysäquilibrium zur Ursache haben. Die klinischen Auswirkungen der Hyponatriämie auf das ZNS schließen Bewußtseinsstörungen, Krampfanfälle und die Zeichen eines erhöhten intrakraniellen Drucks infolge eines Hirnödems ein. Dieses resultiert aus der Verschiebung von Flüssigkeit aus dem Extrazellulär- in den Intrazellulärraum infolge der mit der Hyponatriämie assoziierten Hypoosmolalität.

Die Gelegenheitsanfälle bei der Hyponatriämie manifestieren sich vielgestaltig: seitenwechselnde, kurze fokale und generalisierte, langanhaltende Anfälle kommen vor. Das EEG zeigt eine allgemeine Verlangsamung, betont über den hinteren Hirnabschnitten, wobei die Ausprägung der Verlangsamung mit dem Grad der Hyponatriämie korreliert. Epileptiforme Potentiale treten in der Regel nicht auf (Köhler 1990).

Die Behandlung der hyponatriämischen Dehydratation erfolgt stufenweise. Im Anschluß an die initiale Volumenzufuhr erfolgt die Rehydratation über 36-48 h mit Lösungen, welche eine Natriumkonzentration von 135 mmol/l anstreben (Vasella 1994). Bei einer zu raschen Korrektur der Hyponatriämie droht eine zentrale pontine Myelinolyse als Komplikation (Laureno u. Karp 1988).

Hypernatriämien kommen im Rahmen der hypertonen Dehydratation, massiver Salzaufnahme im Säuglingsalter, schwerer Verbrennungen und des Diabetes insipidus vor. Die hypertone Dehydratation ist vor allem eine Erkrankung des Säuglingsalters, sie ist durch Serumnatriumkonzentrationen oberhalb 150 mmol/l charakterisiert. Eine Hyperglykämie und Hypokalzämie können gleichzeitig vorhanden sein. Die neurologischen Auffälligkeiten umfassen Bewußtseinsstörungen, Tremor, Myoklonien und selten fokale neurologische Defizite. Die zerebralen Krampfanfälle manifestieren sich meist generalisiert tonisch oder tonisch-klonisch (Köhler 1990). Die Krampfanfälle treten eher während der Rehydrierungsphase auf, deshalb soll die Serumnatriumkonzentration nicht schneller als 0,5-1 mmol/l/h abfallen. Die Pathophysiologie der zerebralen Dysfunktion durch die Hyponatriämie ist unklar. Die Dehydratation resultiert in einer Hirnschrumpfung mit mechanischem Insult kleiner Gefäße. Subdurale, subarachnoidale und intraparenchymale Blutungen können resultieren, auch Sinusvenenthrombosen können auftreten, besonders bei Säuglingen (Köhler 1990; Vasella 1994).

4.5.2 Hypokalzämie

Die Serumkonzentration von Kalzium wird durch ein komplexes Zusammenwirken von aktiven Vitamin-D-Metaboliten und Parathormon in engen Grenzen konstant gehalten, die Regulation erfolgt vor allem über den Gastrointestinaltrakt. Eine Hypokalzämie liegt vor, wenn jenseits der Neugeborenenperiode eine Serumkalziumkonzentration von 1,75 mmol/l bzw. 7 mg/dl unterschritten wird. Der aktive Faktor des Kalziumstoffwechsels ist das ionisierte Kalzium. Die Hypokalzämie kann mehrere Ursachen haben (Köhler 1991): 1) verminderte Verfügbarkeit oder Wirksamkeit aktiver Vitamin-D-Metabolite (verschiedene Rachitisformen); 2) Mangel an Parathormon (primärer und sekundärer Hypoparathyreoidismus); 3) Hyperphosphatämie (z.B. bei Niereninsuffizienz).

Die Hypokalzämie führt zu einer herabgesetzten Stabilität neuronaler Membranen, was sich in Muskelkrämpfen, Muskelschwäche, Lethargie, Parästhesien der Extremitäten, Tetanie, Laryngospasmus und Krampfanfällen manifestieren kann. Die Krampfanfälle können schon auftreten, bevor die Tetanie deutlich wird. Typisch sind generalisierte tonisch-klonische Anfälle, aber auch fokale Anfälle und Absencen kommen vor. Die Krampfanfälle gehen mit generalisierten EEG-Veränderungen einher, die gewöhnlich verschwinden, wenn die Hypokalzämie korrigiert wird (Styne 1992). Für die Krampfanfälle bei Vorliegen eines Hypoparathyreoidismus sei typisch, daß sie auf die antiepileptische Therapie schlecht ansprechen und daß sie ohne Antikonvulsiva sistieren, wenn die normale Serumkalziumkonzentration wiederhergestellt wird (Rose u. Vas 1966).

4.5.3 Hypomagnesiämie

Die Regulation der Serummagnesiumkonzentration beruht auf einer komplexen Interaktion von renalen und extrarenalen Mechanismen, die im einzelnen noch nicht geklärt sind. Der Magnesiumhaushalt wird auch durch das Parathormon beeinflußt.

Hypomagnesiämie und Hypokalzämie treten häufig gleichzeitig auf. Schon in der Neonatalzeit kann sich eine primäre Hypomagnesiämie mit sekundärer Hypokalzämie manifestieren, bei der es sich um eine Stoffwechselstörung mit beeinträchtigter Magnesiumresorption handelt (Dudin u. Teebi 1987). Die Hypomagnesiämie (Werte unter 1,5 mmol/l) kann auch jenseits der Neugeborenenperiode bei einer Reihe von Krankheitszuständen vorkommen: Malabsorptionssyndromen, renaler tubulärer Azidose, Diuretikatherapie, Hypoparathyreoidismus und langdauernder intravenöser Flüssigkeitstherapie, wenn nicht auf die Magnesiumsubstitution geachtet wird. Die Hypomagnesiämie führt ähnlich der Hypokalzämie zu einer neuronalen und neuromuskulären Erregbarkeitssteigerung mit Tetanie, Tremor, Verwirrtheitszuständen und Krampfanfällen.

4.6 Symptomatische Anfälle bei metabolischen Störungen

Der Begriff metabolische Störungen schließt hier sowohl die angeborenen Stoffwechselkrankheiten als auch Stoffwechselentgleisungen ein. Bei zahlreichen hereditären Stoffwechselkrankheiten stellen Krampfanfälle ein Symptom der Krankheit dar (Vasella 1983, Aicardi 1992).

Eine Reihe von Vitaminmangelzuständen (Vitamin B_2, B_6, Biotin, Folsäure) können ebenfalls zu Stoffwechselentgleisungen mit symptomatischen Gelegenheitsanfällen führen (Steinberg u. Frank 1993b).

Treten rezidivierende Krampfanfälle bei nicht behandelbaren angeborenen Stoffwechselstörungen auf, so entwickelt sich in der Regel eine symptomatische Epilepsie. Kommt aber ein einzelner Krampfanfall bei behandelbaren hereditären Stoffwechselerkrankungen durch einen Therapiefehler (z.B. Diätfehler) oder durch ein anderes ungewöhnliches akutes Ereignis vor, so kann dieser Krampfanfall durchaus als Gelegenheitsanfall gewertet werden.

4.6.1 Hepatische Enzephalopathie

Die hepatische Enzephalopathie (Leberkoma) tritt im Kindesalter eher selten auf, sie wird gewöhnlich durch eine akute virale Hepatitis verursacht, die zur Lebernekrose geführt hat. Als Ursachen kommen auch Medikamente wie Valproat, Tetrazykline, INH und Azetaminophen in Frage (Shields 1992). Die Pathophysiologie der hepatischen Enzephalopathie ist im einzelnen nicht geklärt, eine Reihe von Faktoren spielen eine Rolle: Hyperammonämie, Störungen des Neurotransmitterstoffwechsels, Elektrolytimbalancen, Störungen des Säure-Basen-Haushalts und Hypoglykämien. Ein Hauptproblem der hepatischen Enzephalopathie ist die Entwicklung eines Hirnödems in Verbindung mit einer intrakraniellen Drucksteigerung, was die kontinuierliche Messung des intrakraniellen Drucks erforderlich machen kann.

Das Kind mit einer hepatischen Enzephalopathie durchläuft 4 Stadien: Stadium I: Lethargie mit normalem EEG; Stadium II: zunehmende Schläfrigkeit, Desorientierung, Agitation, Asterixis bei normalem Reflexstatus, das EEG ist verlangsamt; Stadium III: Entwicklung von Stupor und Koma, neurologische Abweichungen in Form von Rigidität, gesteigerten Muskeleigenreflexen, positivem Babinski-Zeichen, Auslösen der Dekortikations- und Dezerebrationshaltung auf Reize; Stadium IV: Tiefes Koma mit Muskelhypotonie und Muskelschlaffheit, Fehlen der Muskeleigenreflexe. Bei 10-30% der Patienten treten fokale oder generalisierte Krampfanfälle auf (Adams u. Foley 1953).

Die Behandlung der neurologischen Komplikationen des Leberkomas schließt ein: Restriktion der Proteinzufuhr und Verabreichung spezieller Proteinlösungen, Neomycin und Laktulose zur Reduktion der Ammoniakkonzentration, Therapie des Hirnödems mittels Hyperventilation und Gabe hyperosmolarer Lösungen, Korrektur der Elektrolytstörungen und Vermeidung von Hypoglykämien. Plasmapherese und Lebertransplantation sind zu erwägen (Shields 1992, Steinberg u. Frank 1993c).

Krampfanfälle können jederzeit im Verlauf der hepatischen Enzephalopathie auftreten, sie sollten mittels der Standardantikonvulsiva Lorazepam, Phenytoin oder Phenobarbital behandelt werden (Shields 1992; Steinberg u. Frank 1993c). Wegen der verminderten Metabolisierung der Antikonvulsiva ist ein sorgfältiges Monitoring der Serumkonzentrationen erforderlich.

4.7 Symptomatische Anfälle bei endokrinen Störungen

Einige endokrine Abweichungen können die ZNS-Funktion ganz erheblich stören (z.B. Diabetes mellitus und Hypoglykämie, Hypoparathyreoidismus), wobei auch symptomatische Krampfanfälle keine ungewöhnliche neurologische Manifestation darstellen. Bei anderen endokrinen Störungen, z. B. bei der Hyperthyreose, treten Krampfanfälle nur selten auf.

4.7.1 Diabetes mellitus und Hypoglykämie

Die neurologischen Komplikationen des Diabetes mellitus resultieren aus der Krankheit selbst oder sie sind Folgezustände hypoglykämischer Zustände. Während der Diabetes mellitus sowohl das periphere Nervensystem als auch das ZNS schädigt, wirken sich die Hypoglykämien nur auf das ZNS aus. Die neurologischen Komplikationen des Diabetes mellitus umfassen die diabetische Neuropathie, die Retinopathie und neuropsychologische Abweichungen. Symptomatische Krampfanfälle des Diabetes mellitus ohne Hypoglykämien sind im Kindesalter ein ungewöhnliches Ereignis (Steinberg u. Frank 1993a).

Die diabetische Ketoazidose stellt eine schwere Komplikation des Diabetes mellitus dar. Die meisten Kinder, die wegen einer diabetischen Ketoazidose behandelt werden, sollen nach einigen Stunden ein subklinisches Hirnödem entwickeln, was darauf zurückgeführt wird, daß das Gehirn im Verhältnis zur extrazellulären Flüssigkeit hyperosmolar ist, wodurch vermehrt Wasser ins Gehirn verschoben wird. Die klinische Manifestation eines Hirnödems mit Koma, Ophthalmoplegien, Dekortikations- bzw. Dezerebrationshaltung und Streckkrämpfen ist eine fatale Komplikation der schweren diabetischen Ketoazidose (Steinberg u. Frank 1993a).

Glukose ist der Hauptenergielieferant des Gehirns, wenn auch Ketonkörper in beschränktem Maße als alternative Energiequellen dienen können. Prolongierte Hypoglykämien induzieren Veränderungen des intrazellulären Kalziums und extrazellulären Kaliums und können letztlich zum Zelltod führen (Wieloch et al. 1984). Die hypoglykämische Hirnschädigung resultiert in Neuronenverlust und Gliose. Dementsprechend führen langanhaltende und vor allem rezidivierende Hypoglykämien häufig zu einer permanenten mentalen Behinderung (Lucas et al. 1988). Die Hypoglykämien in der Neugeborenenperiode können Mikrozephalus, Hirnatrophie und eine Hypomyelinisierung der weißen Substanz verursachen (Banker 1967).

Die Ursachen der Hypoglykämie (Plasmaglukosekonzentration unter 2,2 mmol/l) im Kindesalter schließen im wesentlichen zwei pathologische Zustände ein: 1) zu hoher Verbrauch durch Hyperinsulinismus (Inselzelltumoren, Nesidioblastose, zu hohe Insulingabe beim Diabetiker) und 2) inadäquates Angebot von Glukose (fehlende Speicherung beim Frühgeborenen, bei einer Hypoxie oder bei Leberkrankheiten; Glukosemangel bei Stoffwechselkrankheiten wie Galaktosämie, Tyrosinämie und Defekten der Fettsäureoxydation; Regulationsstörungen des Wachstumshormons und Kortisols; Medikamente wie Sulfonamide und Salizylate). Hypoglykämien treten häufig in der Neugeborenenperiode auf. Im Kleinkind- und Schulalter sind Hypoglykämien eine gefürchtete Komplikation des Typ-1-Diabetes. Über epileptische Manifestationen beim Typ-1-Diabetes haben Huracek et al. (1984) berichtet. Von 189 Patienten der Berner Kinderpoliklinik zeigten bei einer mindestens 3jähriger Beobachtungszeit 14 Patienten Gelegenheitskrämpfe anläßlich schwerer Hypoglykämien, und 3 davon entwickelten nach langdauernden posthypoglykämischen Komata eine Epilepsie, die behandlungsbedürftig war.

Wenn die Plasmaglukosekonzentration unter 20-30 mg/dl absinkt, v.a. falls dieses sehr rasch geschieht, kann es zu Veränderungen des Verhaltens (Konfusion, bizarres Verhalten), Schwindel, Tremor, Bewußtseinsstörungen (Stupor, Koma), Krampfanfällen und plötzlicher Hemiparese kommen. Bei den Krampfanfällen handelt es sich sowohl um generalisierte als auch um fokale Anfälle. Die prompte intravenöse Glukosezufuhr ist die beste Therapie der hypoglykämischen Krampfanfälle.

4.8 Gelegenheitsanfälle bei Vergiftungen und medikamenteninduzierte Anfälle

Fast jedes potentielle Toxin und zahlreiche Medikamente können bei massiver Überdosis zerebrale Krampfanfälle auslösen. Dies geschieht meist in Form generalisierter großer Anfälle, aber auch fokale Anfälle kommen vor (Ellenhorn u. Barceloux 1988; Haddad u. Winchester 1990). Erst verzögert nach der Einnahme des Toxins auftretende Krampfanfälle, wenn sich der Patient schon erholt, können Zeichen des Entzugs sein, Beispiele sind die Alkoholvergiftung oder die Barbituratintoxikation. Generalisierte Krampfanfälle durch Vergiftungen dauern in der Mehrzahl nur kurz an (Haddad u. Winchester 1990). Messing et al. (1984) berichteten, daß von 53 Patienten im Alter von 2 bis 76 Jahren, bei denen Krampfanfälle infolge einer Medikamentenintoxikation aufgetreten waren, 45% einen isolierten Anfall, 40% mehrere Anfälle und 15% einen SE hatten. In dieser Patientengruppe waren generalisierte Anfälle mit fokalen Elementen die Regel, einfach fokale Anfälle traten nur ausnahmsweise auf.

In der Tabelle 37 sind die Substanzen verzeichnet, die häufig zu Krampfanfällen führen.

Tabelle 37. Häufiger vorkommende toxische Ursachen zerebraler Krampfanfälle bei Kindern. (Nach Haddad u. Winchester 1990)

Analgetika	LSD
Anticholinergika	orale Antidiabetika
Blei	Parathion
Kampfer	Phenothiazine
Kohlenmonoxyd	Propoxyphen
Kokain	Propanolol
Ergotamin	Strychnin
Insulin	Theophyllin
Isonikotinsäurehydrazid (INH)	Trizyklische Antidepressiva
Lindan	Lithium

Wegen der Bedeutung des Alkohols als weitverbreitetem Genußmittel auch bei Jugendlichen soll auf die übermäßige Alkoholeinnahme, v.a. in Verbindung mit Schlafmangel oder Streß, als Ursache von Gelegenheitsanfällen besonders hingewiesen werden.

4.8.1 Akute Alkoholintoxikation

Ebenso wie bei Erwachsenen stellen Sedierung, psychische Enthemmung, Ataxie und Dysarthrie typische Symptome der Alkoholvergiftung bei Kindern dar. Mit zunehmender Blutalkoholkonzentration können Hypoglykämien, Krampfanfälle und schließlich Koma auftreten (Cummins 1961). Es handelt sich in der Regel um generalisierte Anfälle, diese können während der akuten Vergiftung oder im Entzugsstadium aufreten. Die Krampfanfälle können durch eine Begleithypoglykämie verursacht sein. Eine genetische Prädisposition zu unprovozierten Anfällen scheint in der Ätiologie der alkoholassoziierten Anfälle eine Rolle zu spielen (Schaumann et al. 1994).

4.8.2 Theophyllin-induzierte Anfälle

Vom Theophyllin, einem methylierten Xanthinderivat, ist bekannt, daß es Krampfanfälle auslösen kann. Die zerebralen Anfälle treten gewöhnlich in Verbindung mit toxischen Serumkonzentrationen auf, sie können aber auch bei therapeutischen Werten vorkommen (Dunn u. Parekh 1991). Wegen der weiten Verbreitung des Theophyllins als Therapeutikum obstruktiver Atemwegserkrankungen im Kindes- und Jugendalter soll auch auf die möglichen verhängnisvollen Auswirkungen Theophyllin-induzierter Anfälle hingewiesen werden (Dunn u. Parekh 1991). Theophyllin verursacht eine zerebrale Vasokonstriktion ohne gleichzeitige Verminderung des Sauerstoffverbrauchs, woraus eine Hypoxie resultiert, die ihrerseits wieder Krampfanfälle auslösen kann (Wechsler et al. 1950).

Nellhaus et al. (1975) konnten feststellen, daß bei 32 von 342 Kindern mit einem Status asthmaticus Krampfanfälle auftraten, die von den Autoren auf eine passagere Hypoxie zurückgeführt wurden. Dunn u. Parekh (1991) berichteten, daß 16 von 114 Kindern, die wegen eines SE in ihrer Klinik waren, Theophyllin erhalten hatten und daß die Rate der Mortalität und der Spätschäden bei diesen Kindern erheblich höher war als bei den übrigen. Von diesen 16 Patienten hatten 8 Kinder toxische Theophyllinserumkonzentrationen gehabt, von diesen 8 Kindern war 1 Kind gestorben und 3 Kinder hatten permanente neurologische Schäden behalten. Von den 8 Kindern mit therapeutischen oder subtherapeutischen Theophyllinserumkonzentrationen hatte lediglich 1 Kind ein transientes Defizit gezeigt. Bei den Patienten, die in Verbindung mit erhöhten Theophyllinspiegeln einen SE entwickeln, sollte die Hämoperfusion zur Verhinderung permanenter neurologischer Schäden erwogen werden (Sahney et al. 1983).

4.8.3 Therapie der Krampfanfälle durch akute Intoxikationen

Freimachen der Atemwege (Absaugen) und Anwendung von Sauerstoff sind wichtige erste Maßnahmen (Ellenhorn u. Barceloux 1988). Dauert ein Krampfanfall länger als einige Minuten an, so kann er in der

Regel durch die langsame intravenöse Gabe von Diazepam (Kindesalter: Dosis intravenös 0,2–0,4 mg/kg Zufuhrgeschwindigkeit 1–2 mg/min; rektale Dosis 0,5–0,75 mg/kg) oder Clonazepam (Kindesalter: Dosis intravenös 0,02–0,05 mg/kg; Zufuhrgeschwindigkeit 0,25 mg/min) rasch unterbrochen werden. Wenn die Krampfanfälle persistieren, so sollte Phenytoin eingesetzt werden [10–20) mg/kg als Bolus; anschließend: Säuglinge 1,5 mg/kg/h und ältere Kinder und Jugendliche 1 mg/kg/h in Form einer Dauerinfusion]; denn die Wirkung der genannten Benzodiazepine hält nur 30–60 min an. Als weiteres Antikonvulsivum steht Phenobarbital zur Verfügung (10–20 mg/kg in 20 min). Dieses sollte aber nur zusammen mit Diazepam oder Clonazepam angewendet werden, wenn der bewußtlose, intoxikierte Patient intubiert ist, da durch die Kombination eine erhebliche Atemdepression resultieren kann.

Je nach Substanz soll die Möglichkeit der Giftentfernung geprüft werden. Metabolische Ursachen (Hypoglykämie durch Intoxikation mit Antidiabetika, Äthanol, Hydrazin u. a., Hypokalzämie durch Fluorverbindungen, Oxalate oder Zitrate und Vitamin-B6-Mangel bei Crimidin- und INH-Intoxikationen) erfordern eine entsprechende kausale Therapie.

Bei der Behandlung des SE durch eine akute Intoxikation hat sich die parenterale Anwendung des Diphenylhydantoins bewährt (Ellenhorn u. Barceloux 1988; Delgado 1990; Haddad u. Winchester 1990). Ein Vorteil auch bei Vergiftungen ist das Fehlen der Nebenwirkung der Atemdepression, die kardiotropen Nebenwirkungen dieser Substanz müssen aber berücksichtigt werden. Ein permanentes kardiales Monitoring und die Möglichkeit kurzfristiger Messungen der Phenytoinserumkonzentration sind unabdingbare Voraussetzungen einer intravenösen Therapie des SE mit diesem Antikonvulsivum. Ein trotz der kombinierten Anwendung mehrerer Antikonvulsiva fortbestehender lebensbedrohlicher SE erfordert eine Paralysierung des Patienten mittels Pentobarbitals und/oder Pancuroniumbromid unter permanentem EEG-Monitoring.

4.9 Symptomatische Anfälle bei renalen Erkrankungen

Krampfanfälle sind das häufigste Symptom der ZNS-Komplikation der renalen Hypertension im Rahmen akuter oder chronischer Nierenerkrankungen. Das Auftreten der Krampfanfälle bei einer akuten Nierenerkrankung (akute postinfektiöse Glomerulonephritis, hämolytisch-urämisches Syndrom, obstruktive Uropathien, Refluxnephropathien) ist wahrscheinlich v.a. die Folge einer hypertensiven Enzephalopathie (Still u. Cottom 1967; Trompeter 1987; Cochat et al. 1988; Schärer et al. 1993). Bei akuter renaler Hypertension sind ZNS-Komplikationen einschließlich der Krampfanfälle oft die ersten Symptome, die auf die akute Nierenerkrankung hinweisen (Schärer et al. 1993). Bei Patienten mit renaler Hypertension bei chronischem Nierenversagen ist es im Einzelfall schwierig, die ZNS-Komplikationen und damit die Krampfanfälle auf die Blutdruckerhöhung oder die Urämie zu beziehen. Auf jeden Fall muß damit gerechnet werden, daß die lange bestehende renale Hypertension zur Arteriosklerose der großen basalen Arterien des Gehirns führt, woraus infolge von Thrombosen oder Embolien lakunäre Infarkte oder hypertensive Blutungen resultieren können (Cuneo u. Carrona 1977). Die Spätprognose der ZNS-Komplikationen akuter Nierenerkrankungen ist nach den Untersuchungen von Trompeter (1987) und Schärer et al. (1993) eher als gut anzusehen; denn die akute renale Hypertension läßt sich mittels der modernen antihypertensiven Therapie heute erfolgreich behandeln, auch die Prognose des chronischen Nierenversagens ist durch die Nierentransplantation entscheidend verbessert worden.

4.9.1 Hypertensive Enzephalopathie

Bei der hypertensiven Enzephalopathie handelt es sich um eine akute, weitgehend reversible Funktionsstörung des ZNS infolge einer schweren arteriellen Hypertension. Sie beruht im Kindesalter fast immer auf Nierenparenchymerkrankungen (primären Nierenerkrankungen in Form akuter Nephritiden oder sekundären Nierenerkrankungen auf dem Boden des Lupus erythematodes oder des hämolytisch-urämischen Syndroms) (Still u. Cottom1967; Trompeter 1987; Schärer et al. 1993). Durch den starken Blutdruckanstieg kommt es zu einem Versagen der zerebralen autoregulatorischen Vasokonstriktion der Arteriolen mit konsekutiver Hyperämie, erhöhter Gefäßpermeabilität und Auftreten eines vasogenen Hirnödems. Im Gehirn Verstorbener fanden sich fibrinoide Nekrosen der Arteriolenwände, Thrombosen der Arteriolen und Kapillaren, multiple Mikroinfarkte und petechiale Blutungen.

Die hypertensive Enzephalopathie manifestiert sich v.a. mit generalisierten oder fokalen Anfällen, daneben mit Bewußtseinsstörungen bis zum Koma, Sehstörungen bis zur passageren Blindheit (durch kortikale Perfusionsstörungen hervorgerufen) und anderen neurologischen Symptomen: Hirnnervenläsionen, insbesondere akute Fazialisparesen (durch Schädigung der Vasa vasorum), akute Hemiplegien, Aphasien und Ataxien. Der Augenhintergrund weist die Veränderungen einer hypertensiven Retinopathie auf, es findet sich ein Papillenödem. Der Liquordruck ist erhöht, die Gesamteiweißkonzentration liegt oberhalb der Norm. Das EEG zeigt eine Verlangsamung der Grundaktivität, fokale Veränderungen können vorhanden sein. Das zerebrale CT ist in der Regel normal.

Die Therapie der hypertensiven Enzephalopathie erfordert die prompte Senkung des Blutdrucks mittels schnell wirksamer parenteraler Medikamente. Bei einmaligem Auftreten ist die Prognose in der Regel gut, falls der Blutdruck rasch und erfolgreich gesenkt werden konnte. Falls die hypertensive Enzephalopathie nicht behandelt wird, kann innerhalb von Stunden der Tod eintreten (Still u. Cottom 1967; Trompeter 1987; Cochat et al. 1988, Polinsky 1992; Schärer et al. 1993).

4.9.2 Hämolytisch-urämisches Syndrom

Beim hämolytisch-urämischen Syndrom handelt es sich um die häufigste Ursache des akuten Nierenversagens im Kindesalter. Es manifestiert sich üblicherweise im Anschluß an eine akute Gastroenteritis und ist durch eine akute (mikroangiopathische) hämolytische Anämie und Thrombopenie, akutes Nierenversagen und ZNS-Beteiligung (30-50%

der Kinder mit diesem Syndrom) charakterisiert. Das hämolytisch-urämische Syndrom ist in der Regel die Folge einer intestinalen verotoxigenen Escherichia-coli-Infektion und es wird angenommen, daß die sytemisch absorbierten Verotoxine für die Multiorganbeteiligung verantwortlich sind (Cimolai et al. 1992).

Die ZNS-Manifestation schließt als häufigstes Symptom Krampfanfälle, daneben Hemiparesen und Koma ein. Die Krampfanfälle treten meist früh im Verlauf des hämolytisch-urämischen Syndroms auf, sie können sogar das erste Symptom darstellen. Die Krampfanfälle dauern gewöhnlich nur kurz an, es sind meist nur isolierte Anfälle. Es handelt sich um generalisierte oder fokale Anfälle, und sie sind durch Antikonvulsiva leicht zu unterbrechen (Dhuna et al. 1992). Die modernen bildgebenden neurodiagnostischen Verfahren haben gezeigt, daß der ZNS-Beteiligung massive multifokale hämorrhagische Infarkte oder lakunäre Infarkte der Basalganglien zugrunde liegen können (Mendelson et al. 1984; DiMario et al. 1987). Die prompte Behandlung des Nierenversagens mittels Dialyse hat zu einer erheblichen Verbesserung der Prognose geführt, die Mortalität konnte dadurch von 80% auf etwa 10% gesenkt werden (Polinsky 1992).

4.9.3 Urämische Enzephalopathie

Da die Urämie mit zahlreichen metabolischen und toxischen Abweichungen einhergeht, ist es nicht verwunderlich, daß es zur ZNS-Dysfunktion und zur Manifestation von Krampfanfällen kommt. Auf der einen Seite ist die Homöostase der Wasserstoffionen, des Körperwassers, der Elektrolyte und der Spurenelemente gestört, auf der anderen Seite kommt es zu erhöhten Konzentrationen von Harnstoff, Kreatinin, Uraten sowie von organischen und anorganischen Säuren (Steinberg u. Frank 1993f). Der urämischen Enzephalopathie liegen eine diffuse neuronale Degeneration, eine Gliaproliferation und Nekrosen der sensorischen Kerne, des Hirnstamms, der Formatio reticularis und des Kleinhirns zugrunde. Die urämische Enzephalopathie manifestiert sich durch Beeinträchtigung des Sensoriums und der kognitiven Funktionen, Bewegungsstörungen (Asterixis, Myoklonus, Tremor),

Hirnnervenlähmungen (urämische Amaurose, Abduzensparese, Nystagmus, Hörverlust), zerebelläre Dysfunktion und Krampfanfälle, die bei etwa 1/3 der Kinder mit Urämie vorkommen. Am häufigsten treten generalisierte tonisch-klonische Anfälle auf, aber auch fokale kommen vor (Steinberg u. Frank 1993 f).

Das Auftreten der urämischen Enzephalopathie ist eine Indikation zur sofortigen Dialyse (Polinsky 1992). Die Behandlung erfordert die Hilfe eines pädiatrischen Nephrologen im Hinblick auf die Proteinbilanzierung sowie auf die Phosphat- und Kaliumrestriktion. Die Anwendung von phosphatbindenden Substanzen, Vitamin-D-Metaboliten, der Alkalitherapie und antihypertensiver Medikamente kann notwendig sein. Der die Enzephalopathie begleitende Myoklonus kann mittels Clonazepam wirksam behandelt werden.

4.10 Symptomatische Anfälle infolge hypoxisch-ischämischer Enzephalopathie

Hypoxie (arterieller Sauerstoffdruck (>20 bis 40 mm/Hg) bedeutet inadäquate Sauerstoffversorgung, der Begriff Ischämie Beeinträchtigung der Blutzufuhr. Eine Hypoxie ohne Ischämie bis zu 40 min hat eine gute Prognose (Simon 1992). In der Regel führt jedoch eine Hypoxie des ZNS durch Blutdruckabfall und vermindertes Herzminutenvolumen zu einer sekundären Ischämie, was mit dem Begriff hypoxisch-ischämische Enzephalopathie beschrieben wird.

Eine akute Beeinträchtigung der zerebralen Perfusion kann vielfältige Ursachen haben: schwere Allgemeinerkrankungen mit Absinken des Blutdrucks (z.B. beim Schock), Herzstillstand (z.B. bei Arrhythmien) und Erhöhung des intrakraniellen Drucks über den arteriellen Perfusionsdruck hinaus (z.B. durch ein Hirnödem beim Reye-Syndrom). Eine Ischämie kann verschiedene Schädigungsmuster im ZNS hervorrufen. Im Bereich des Kortex kommt es zu Läsionen (Infarkten) in den Versorgungsgebieten der Endarterien. Eine globale Ischämie mit nachfolgender Reperfusion resultiert in einem selektiven neuronalen Verlust im Hippocampus, Korex, Thalamus, Striatum und Zerebellum. Es kommt zu einer exzessiven Stimulation exzitatorischer Neurotransmitter und zu einer intrazellulären Akkumulation von Calcium, diese Vorgänge sollen die Neuronen wesentlich schädigen. Diese pathophysiologischen Erkenntnisse gaben zu Behandlungsversuchen der Ischämie mit Blockern der Kalziumkanäle und der postsynaptischen Glutamatrezeptoren Anlaß. Barbiturate konnten Primaten und auch Menschen mit akuten Ischämien nicht vor deren Folgen schützen (Simon 1992).

Häufige Ursachen einer hypoxisch-ischämischen Enzephalopathie sind der beinahe erfolgte plötzliche Kindstod ("near-miss sudden infant death") im Säuglingsalter sowie Herzstillstand und Ertrinkungsunfälle im Kindesalter.

Durch ein "Near-miss"-sudden-infant-death-Ereignis können isolierte Krampfanfälle und auch ein isolierter SE ausgelöst werden. In der Studie von Aubourg et al. (1985) blieb es bei einem SE ohne nachfolgende Epilepsie bei 9 von 11 Kindern, die vor dem Ereignis unauffällig gewesen waren.

Eine umfangreiche Studie über die Prognose eines Herzstillstands bei Kindern anhand der klinischen Zeichen und des EEG wurde von Pampiglione et al. (1978) publiziert. Nach einer geschätzten Dauer der zerebralen Hypoperfusion zu 3 bis 4 min kam es zu einer raschen Erholung der kortikalen Funktionen. Nach 5 bis 8 min fanden sich bleibende EEG-Veränderungen, und die Kinder erholten sich nicht mehr vollständig. Hielt die Ischämie 8-10 min an, resulierte ein Burst-suppression-Muster, bestand sie noch länger, resultierte ein isoelektrisches EEG, alle Kinder mit diesen EEG-Veränderungen verstarben.

Bei Beinahe-Ertrinken kann eine vollständige Erholung der ZNS-Funktionen bei Untertauchzeiten bis zu 20 min möglich sein (Simons 1992). Folgende Faktoren bedeuten eine schlechte Prognose: Notwendigkeit einer kardiopulmonären Wiederbelebung, niedrige Rektaltemperatur bei Aufnahme, arterieller pH <7,0, Krampfanfälle, lichtstarre Pupillen, schlaffer Muskeltonus, Fehlen einer Schmerzreaktion. Das Auftreten der Spontanatmung innerhalb von 20 min ist mit einer günstigen Prognose verbunden.

Die initiale Behandlung einer akuten hypoxisch-ischämischen Enzephalopathie sollte mittels einer Salzlösung erfolgen. Nach der Bestimmung der Glukosekonzentration sollten glukosehaltige Lösungen infundiert werden, falls der Blutzucker unter 50 mg/dl liegt, Blutzuckerkonzentrationen über 100 mg/dl sollten unbedingt vermieden werden, denn eine Hyperglykämie vor oder nach dem akuten Ereignis verschlechtert die Prognose einer akuten zerebralen Ischämie (Snodgrass 1992). Krampfanfälle können mittels Diazepam oder Clonazepam unterbrochen werden. Der SE wird heute bevorzugt mittels Phenytoininfusionen behandelt, da dieses Medikament nicht sediert.

4.11 Gelegenheitsanfälle bei kardialen und zerebrovaskulären Krankheiten

Die Funktionen des Herzens und des Gehirns sind eng aufeinander bezogen. Herz und Gefäßsystem versorgen das Gehirn mit Sauerstoff und Substraten zahlreicher metabolischer Prozesse, das Gehirn reguliert Blutdruck und Herzfrequenz über das autonome Nervensystem. Die Funktion des Herzens erfordert einen intakten Hirnstamm.

Eine Reihe von kardialen und vaskulären Erkrankungen können mit Krampfanfällen einhergehen. Der Schlaganfall ist die dramatischste Form einer zerebralen Komplikation verschiedener Herzerkrankungen (angeborene oder erworbene Herzfehler, Arrhythmien, Endokarditis, intrakardiale Tumoren). Auch verschiedene Krankheiten der zerebralen Gefäße (arteriovenöse Malformationen, Aneurysmen, fibromuskuläre Dysplasie, Moyamoya-Krankheit) oder Allgemeinerkrankungen mit Beteiligung des Gefäßsystems (Sichelzellenanämie, systemischer Lupus erythematodes) können durch Thrombosen, Embolien oder Blutungen akute zerebrovaskuläre Ereignisse verursachen, die ihrerseits mit epileptischen Anfällen einhergehen können. Beim systemischen Lupus erythematodes können zerebrale Anfälle sogar das 1. Symptom dieser Erkrankung darstellen (Johnson u. Richardson 1968; Mackworth-Young u. Hughes 1985).

Von den epileptischen Gelegenheitsanfällen als zerebrale Komplikation von Herz- und Gefäßerkrankungen müssen die Synkopen, insbesondere die konvulsiven Synkopen abgetrennt werden, die durch eine transiente zerebrale Ischämie ausgelöst werden. Unter Umständen kann es aber im Anschluß an eine besonders lang anhaltende Synkope zu einem epileptischen Anfall in Form eines Grand-mal-Anfalls kommen.

Die zerebralen Anfälle bei akuten zerebrovaskulären Ereignissen manifestieren sich entweder als fokale oder als generalisierte Anfälle, sie lassen sich oft schwierig mittels Antikonvulsiva kontrollieren (Steinberg u. Frank 1993d).

Zahlreiche Patienten, bei denen ein angeborener Herzfehler mittels der offenen Herzchirurgie korrigiert wurde, zeigen ZNS-Dysfunktionen in der postoperativen Periode. Diese beruhen auf Hypoxie, verminderter Hirnperfusion und Embolisierung von Hirngefäßen (Steinberg u. Frank 1993d). Akute postoperative neurologische Probleme schließen Krampfanfälle, Bewußtseinstrübungen und fokale oder generalisierte motorische Störungen ein. Monate später sind aber die meisten Patienten wieder neurologisch unauffällig (Henriksen 1984, Ferry 1990).

4.12 Symptomatische Anfälle bei Verbrennungen

Etwa 5% der Kinder mit ausgedehnteren Verbrennungen entwickeln in den ersten Wochen des Krankenhausaufenthaltes (im Mittel nach etwa 2 Wochen) eine Enzephalopathie, deren Hauptmanifestation zerebrale Krampfanfälle darstellen (Mohnod 1982). Es handelt sich meist um generalisierte tonisch-klonische Anfälle. Weitere Symptome sind Bewußtseinsstörungen, Halluzinationen und schließlich Koma. Als Ursache der Verbrennungsenzephalopathie wird nicht ein einzelner Faktor, sondern die Kombination einer Reihe von pathologischen Elementen angenommen: Hypoxie (z.B. nach Rauch- oder CO_2-Vergiftungen, durch Laryngospasmus), Elektrolytstörungen, Bakteriämien, Sepsis, Thrombosen der kortikalen Venen, Hirnödem, Medikamentennebenwirkungen und emotionaler Streß.

Die Behandlung der Verbrennungsenzephalopathie schließt neben der antikonvulsiven Therapie der Anfälle die Suche nach behandelbaren Ursachen ein. Folgende Laboruntersuchungen sollten durchgeführt werden: Hämatokrit, Glukose, Elektrolyte einschließlich Calcium und Magnesium, arterielle Blutgase und Blutkulturen sowie ein EEG. Hypoxämie, Elektrolytimbalancen und Hirnödem erfordern ein entsprechendes therapeutisches Vorgehen. Die Prognose der Verbrennungsenzephalopathie ist gut, v.a., wenn Krampfanfälle das Krankheitsbild bestimmten.

4.13 Symptomatische Anfälle nach Bestrahlung des ZNS

Wenn auch die Bestrahlungstechniken des ZNS in der letzten Zeit erheblich verbessert wurden, so bleibt doch nach wie vor ein erhebliches Risiko neurologischer Komplikationen bestehen. Man unterscheidet eine frühe von einer späten Bestrahlungsenzephalopathie (Sheline 1980). Erstere tritt in den ersten Wochen nach der Bestrahlung auf. Letztere entwickelt sich erst Monate oder Jahre nach Beendigung der Bestrahlung und ist neben verschiedenen langsam progredienten neurologischen Ausfällen eher durch eine Epilepsie als durch einen einzelnen Anfall charakterisiert. Die frühe Bestrahlungsenzephalopathie tritt v.a. bei jungen Patienten auf, deren Gehirn empfindlicher auf Bestrahlungen reagiert als das von Erwachsenen. Durch hohe Bestrahlungsdosen wird das Gefäßendothel geschädigt, woraus eine erhöhte Gefäßpermeabilität, Hirnödem und multiple Blutungen resultieren. Das Kind wird plötzlich irritabel und lethargisch, es klagt über Kopfschmerzen. Fokale neurologische Ausfälle (Hemiparesen) sowie Krampfanfälle können auftreten. Die Behandlung mit Steroiden führt oft zu einer Rückbildung der Störungen.

4.14 Gelegenheitsanfälle durch Überbeanspruchung/Streß

Schlafmangel, anhaltende schwere Schlafstörungen und/oder schwere psychische oder körperliche Belastungen können auch bei Individuen, die sonst keine zerebralen Anfälle haben, Krampfanfälle auslösen. Es handelt sich dann um isolierte generalisierte tonisch-klonische Anfälle bei sonst gesunden Personen, bei denen die provozierenden Faktoren dem Anfall unmittelbar vorausgegangen sind. Nach dem Anfall zeigten etwa 15% von 37 Patienten epileptiforme Aktivität im EEG, nach 1 Jahr jedoch fast kein Patient mehr (Friis u. Lund 1974). Die Prognose im Hinblick auf das spätere Auftreten einer Epilepsie ist unbekannt.

Eine Studie an 27 Kindern von 20 Probanden mit Streßanfällen zeigte eine erhöhte Rate von Fieberkrämpfen, einer anderen Form von Gelegenheitskrämpfen, sowohl bei den Probanden selbst als auch bei ihren Kindern (Friis u. Lund 1974). Streßkonvulsionen haben die Tendenz, unter erneuter Streßsituation zu rezidivieren, aber nur wenige Patienten entwickeln später eine Epilepsie (Friis 1991). Eine antiepileptische Pharmakotherapie der Streßanfälle ist nicht notwendig, die Prophylaxe besteht in der Vermeidung der anfallsauslösenden Faktoren.

4.15 Videospielassoziierte Anfälle

Bei bestimmten Individuen einschließlich Kindern und Jugendlichen können durch verschiedene spezifische Reize Krampfanfälle ausgelöst werden. Visuelle Stimuli sind die häufigsten Trigger dieser sog. stimulus-sensitiven Anfälle. Sie treten häufiger im Rahmen von photosensiblen Epilepsien auf, bei diesen Patienten können Anfälle beispielsweise durch Flickerlicht ausgelöst werden. Nicht ganz selten kommen aber stimulus-sensitive Anfälle auch als Einzelereignisse nur bei ganz besonderen Gelegenheiten vor.

Mit der weiten Verbreitung der Videospiele sind auch sog. videospielassoziierte Anfälle bekannt geworden, eine Übersicht über deren Charakteristika bei 35 Patienten im Alter von 1 bis 36 Jahren wurde kürzlich publiziert (Graf et al. 1994). In einer Klinik waren im Laufe von 3 Jahren 10 Patienten entdeckt worden, was dafür spricht, daß es sich um ein eher häufiges Phänomen handelt. Etwa 30% der 35 Patienten hatten schon vorher einzelne seltene afebrile Anfälle gehabt. In 2/3 der Fälle hatte es sich um einzelne generalisierte tonisch-klonische Anfälle gehandelt, in den übrigen Fällen fast ausschließlich um einfache oder komplexe fokale Anfälle. Die neurologischen Untersuchungen und die zerebrale CT bzw. Kernspintomographie waren in allen Fällen unauffällig ausgefallen. Das EEG zeigte in 50% der Fälle fokale oder generalisierte epileptiforme Potentiale, 50% der Patienten waren photosensibel. Durch die Abstinenz von Videospielen traten bei 75% der Individuen keine weiteren Anfälle auf. Einige der Patienten, die eine antikonvulsive Therapie erhielten und weiter Videospiele spielten, hatten ebenfalls keine Anfälle mehr, aber die Abstinenz von Videospielen stellt sicher die Therapie der Wahl dar.

5 Differentialdiagnose der Gelegenheitsanfälle

Es gibt eine Reihe anfallsartig auftretender Ereignisse, die epileptischen Anfällen sehr ähnlich sind und deshalb mit diesen verwechselt werden können. Die Fehldeutung dieser nichtepileptischen Anfälle hat unter Umständen eine völlig überflüssige Behandlung mit Antiepileptika zur Folge.

Differentialdiagnostische Überlegungen spielen bei den symptomatischen Gelegenheitsfällen, bei denen die Ursache offensichtlich ist oder mittels der diagnostischen Maßnahmen aufgedeckt werden kann, eine vergleichsweise geringe Rolle, während sie bei den Gelegenheitsanfällen unklarer Genese unabdingbar sind. Bei einem 1. fokalen Anfall wird man noch eher an eine akute entzündliche, metabolische, toxische oder traumatische Ursache denken als bei einem Grand-mal-Anfall und die in der Tabelle 5 zusammengestellten diagnostischen Maßnahmen vornehmen.

Man muß sich stets vor Augen halten, daß es sich bei den meisten Gelegenheitsanfällen um Einzelereignisse handelt, wobei der Begriff allerdings mit einschließt, daß diese sich gelegentlich unter besonderen Umständen wiederholen können. In jedem Fall kommen aber einige bei Epilepsien differentialdiagnostisch zu berücksichtigende Krankheitsbilder, die ebenso wie die Epilepsien selbst durch häufig sich wiederholende Anfälle charakterisiert sind, von vornherein nicht in Frage (die meisten Formen von Migräne, Narkolepsie, paroxysmale Dyskinesien wie z.B. die paroxysmale Choreoathetose, verschiedene paroxysmale Störungen während des Schlafes wie z.B. Pavor nocturnus, Alpträume oder Schlafwandeln). Eine Übersicht über die nicht-epileptischen Anfallsgeschehen, die am ehesten mit epileptischen Gelegenheitsanfällen verwechselt werden können, gibt Tabelle 38. In vielen Fällen paroxysmaler nichtepileptischer Anfälle machen die Begleitumstände eines solchen Ereignisses, dessen Erscheinungsform und der EEG-Befund eine Abgrenzung von einem echten epileptischen Anfall unschwer möglich. Auch haben viele der nichtepileptischen anfallartig auftretenden Ereignisse ein Prädilektionsalter, was die differentialdiagnostischen Erwägungen von vornherein einschränkt. Die respiratorischen Affektkrämpfe und die reflektorisch-anoxischen Anfälle kommen bei-

Tabelle 38. Häufiger vorkommende, nichtepileptische Anfallereignisse des Kindes- und Jugendalters, die mit Grand-mal-Anfällen oder partiellen Anfällen verwechselt werden können

- Synkopen
    Vaskuläre Synkopen
        Funktionelles Orthostase-Syndrom
        Vasovagale Synkopen
    Kardiogene Synkopen
        Dysrhythmien
            Langes QT-Syndrom
            Adams-Stokes-Anfälle
            Sick-sinus-Syndrom
        Akute Obstruktion der Strombahn
            Morbus Fallot
            Valvuläre Aortenstenose
        Mitralklappenprolaps

- Respiratorische Affektkrämpfe und reflektorische anoxische Anfälle

- Apnoe und Zyanose bei gastroösophagealem Reflux

- Benigner paroxysmaler Schwindel des Kleinkindalters

- Komplizierte Migräne
    Hemiplegische Migräne
    Vertebrobasilare Migräne

- Konfusionelle Migräne (Alice-im-Wunderland-Syndrom)

- Psychogene (pseudoepileptische) Anfälle

- Hyperventilationssyndrom

- Akute psychiatrische Störungen

- Vorgetäuschte Anfälle (Münchhausen-Syndrom by proxy)

spielsweise praktisch nur im Säuglings- und Kleinkindalter vor, während psychogene Anfälle v.a. das Adoleszenten- und Erwachsenenalter betreffen.

5.1 Synkopen

An erster Stelle der Differentialdiagnose stehen die Synkopen, wobei die sog. konvulsiven Synkopen, die mit einer kurzen konvulsiven Reaktion einhergehen, ganz besonders leicht mit Grand-mal-Anfällen verwechselt werden können. Synkopen liegt eine passagere zerebrale Ischämie zugrunde. Sie sind die häufigste Ursache einer vorübergehenden neurologischen Dysfunktion im Kindesalter (Ruckman 1987). Die Erscheinungsform der Synkopen ist abhängig von der Dauer der Ischämie des Gehirns. Prodromalsymptome sind Schwäche, Schwindel, Übelkeit und Sehstörungen. Bei einem Herzstillstand führt die Ischämie in aufrechter Position nach 4–8 s und in liegender Position nach 12–15 s zur Bewußtlosigkeit. Hält die Asystolie 15–20 s an, so kommt es zu tonischen Streckkrämpfen, wobei eine Kiefersperre die Minimalmanifestation darstellt. Persistiert die Ischämie 1 min oder länger, so sind Harn- und Stuhlabgang die Folge. Nach 2–4 min sind die Pupillen fixiert, und sie reagieren nicht mehr auf Licht (Engel 1962). Dieser zeitlich bestimmte Ablauf der ZNS-Reaktion auf die zerebrale Ischämie macht es verständlich, daß es auch im Rahmen einer Synkope zu Streckbewegungen des Körpers und der Extremitäten sowie klonischen Bewegungen kommen kann, wenn die Synkope nur lange genug anhält. In Tabelle 39 sind die Faktoren zur Unterscheidung einer Synkope von einem epileptischen Anfall aufgeführt.

Synkopen haben vielfältige kardiovaskuläre Ursachen, es wird zwischen vaskulären Synkopen, bei denen die Gefäßreaktion im Vordergrund steht, und kardialen Synkopen, bei denen primär kardiale Ursachen das Erscheinungsbild bestimmen, unterschieden.

Das funktionelle Orthostasesyndrom ist eine häufige Ursache von Synkopen im Schulalter, v.a. bei Mädchen, es kommt aber auch bei jüngeren Kindern vor, besonders in der Rekonvaleszenz nach längeren fieberhaften Erkrankungen und bei psychischen Konflikten (Vasella

Tabelle 39. Faktoren, die für eine Synkope und gegen einen zerebralen Krampfanfall sprechen

- Prädisponierende Umgebung, Ereignisse, Reize
- Wahrnehmung des Schwindens des Bewußtseins
- Fehlen von Automatismen
- Fehlen der typischen tonisch-klonischen Sequenz
- nur kurze konvulsive Reaktion (wenige Kloni)
- kein Einnässen
- Fehlen der postiktalen Phase mit Amnesie, Lethargie, Konfusion

1992). Der plötzliche Bewußtseinsverlust tritt bei raschem Aufstehen aus dem Liegen oder anhaltender körperlicher Belastung wie langem Stehen auf. Die Kinder sind unmittelbar zuvor auffällig blaß, sie geben Schwindel, Übelkeit, Flimmern und Schwarzwerden vor den Augen an. Beim Stehversuch nach Schellong kann man häufig entweder einen abnormen Anstieg der Pulsfrequenz und Abfall des Blutdrucks (sympathikotone Reaktion) oder einen starken Blutdruckabfall ohne Erhöhung der Pulsfrequenz (asympathikotone Reaktion) feststellen.

Die vasovagale Synkope (Ohnmacht) wird durch starke Emotionen wie Schreck, Angst oder Schmerz ausgelöst. Dieser vagusvermittelten Reaktion liegen eine Bradykardie und/oder ein starker Blutdruckabfall durch Gefäßkollaps mit konsekutiver zerebraler Minderperfusion zugrunde (Gilliatt u. Roberts 1986). Diese Synkopen dauern üblicherweise nur kurz an, manchmal kommt es zu tonischer Versteifung und einigen konvulsiven Bewegungen (konvulsive Synkopen). Sie sind in der Regel harmlos, nur selten gehen die Synkopen in einen echten epileptischen Anfall über.

Eine Reihe von primär kardialen Störungen, die einerseits der Gruppe der Herzrhythmusstörungen, andererseits Obstruktionen der Strombahn zugeordnet werden, können Synkopen verursachen (Tabelle 7). Den kardialen Synkopen können lebensgefährliche Erkrankungen zugrunde liegen.

Zu den bekanntesten Herzrhythmusstörungen gehören die klassischen Adams-Stokes-Anfälle durch einen kompletten Herzblock, sie kommen im Kindes- und Jugendalter aber nur selten vor. Häufiger sind das Sick-sinus-Syndrom (Dysfunktion der sinuatrialen Überleitung) und paroxysmale Dysrhythmien. Besondere Beachtung muß aber dem Syndrom der verlängerten QT-Zeit geschenkt werden, das in 2 Varianten vorkommt. Jervell u. Lange-Nielsen (1957) haben die seltenere autosomal rezessiv vererbte Variante mit synkopalen Anfällen in Verbindung mit angeborener Schwerhörigkeit beschrieben. Sehr viel häufiger ist die von Romano (1963) u. Ward (1964) autosomal dominant vererbte Form ohne Schwerhörigkeit. Besonders betroffen sind die ersten 5 Lebensjahre. Auslöser der Synkopen, denen plötzliches Kammerflattern oder Kammerflimmern zugrunde liegt, sind körperliche Belastungen (z.B. Schwimmen, Laufen, Radfahren) und Emotionen (Freude, Schreck). Durch die rechtzeitige Behandlung der Kinder mit β-Rezeptoren-Blockern oder einem Schrittmacher kann die hohe Rate der Sterblichkeit erheblich gesenkt werden (von Bernuth et al. 1982).

Eine Verlegung der kardialen Strombahn kann auf der Ebene des rechten Ventrikels (z.B. Morbus Fallot), durch Beeinträchtigung der linksventrikulären Füllung (z.B. intermittierende Obstruktion der Mitralklappenöffnung) oder durch eine akute Entleerungstörung der linken Herzkammer (z.B. valvuläre Aortenstenose) erfolgen.

Vor allem bei langanhaltenden Synkopen, bei Synkopen infolge körperlicher Anstrengung und falls die Synkope in einen epileptischen Anfall überging, muß an eine kardiale Ursache der Synkopen gedacht werden und eine entsprechende Diagnostik durchgeführt werden, die Steh-, Belastungs- und Langzeit-EKG sowie die Herzsonographie einschließt.

5.2 Respiratorische Affektkrämpfe und reflektorische anoxische Anfälle

Respiratorische Affektkrämpfe treten bei 4% bis 5% der Kinder auf, bei etwa 25% der betroffenen Kinder liegt eine familiäre Belastung vor. Sie können vom frühen Säuglingsalter an bis zum Ende des Vorschulalters beobachtet werden, aber vor allem Kinder im Alter von 6–18 Monaten sind betroffen. Bezüglich der Häufigkeit des Vorkommens ist eine große Spannbreite möglich: es kann sich um seltene einzelne Ereignisse bis zu mehreren Anfälle täglich handeln. Sie prädisponieren nicht zur Epilepsie und führen nie zu Folgeschäden. Antiepileptika können das Auftreten dieser Anfälle nicht verhindern. Etwa 20% der betroffenen Kinder haben später als Jugendliche oder Erwachsene Synkopen (Lombroso u. Lerman 1967; Pedley 1983).

Die respiratorischen Affektkrämpfe werden durch leichte Traumen, Frustration, Ärger und Wut ausgelöst, wobei das Überraschungsmoment eine wichtige Rolle zu spielen scheint. Es werden 2 Formen von respiratorischen Affektkrämpfen unterschieden: die häufigeren ,,blauen (zyanotischen) Anfälle" und die selteneren ,,weißen Anfälle", die Unterschiede sind in der Tabelle 40 erfaßt. Die Abgrenzung ergibt sich aus dem Ablauf und der Pathophysiologie. Die zyanotischen Attacken gehen mit anhaltendem Schreien einher, es kommt zur Apnoe und Zyanose, und während der Zyanose findet sich eine Tachykardie. Den ,,weißen Anfällen" geht kein oder nur sehr kurzes Weinen voran, während der Bewußtlosigkeit wird eine Bradykardie oder Asystolie registriert. Meist werden beide Anfallsformen unter dem Oberbegriff respiratorische Affektkrämpfe zusammengefaßt, manche Autoren trennen die Diagnosen grundsätzlich voneinander ab (Stephenson 1980).

Bei den zyanotischen Anfällen hören die Kinder nach langem Schreien plötzlich auf zu atmen, sie werden schlaff, verlieren das Bewußtsein und entwickeln eine Zyanose. Falls die Apnoe lange genug anhält, kommt es zur Versteifung des Rumpfs und der Extremitäten sowie einigen klonischen Zuckungen. In einem solchen Fall ist eine Verwechslung mit Grand-mal-Anfällen möglich. Diese Form der respiratorischen Affektkrämpfe ist mit einer Tachykardie assoziiert. Das interiktale EEG ist normal, auch während des Anfalls zeigt es keine epileptiformen Potentiale.

Bei den weißen Anfällen folgt der Bewußtseinsverlust rasch dem Stimulus, die Periode des Weinens ist sehr kurz oder fehlt. Die Kinder werden blaß und kaltschweißig, häufig folgen einige konvulsive Zuckungen. Während des Anfalls kann mit dem EKG eine Bradykardie oder Asystolie registriert werden. Das interiktale EEG ist unauffällig.

5.2 Respiratorische Affektkrämpfe

Tabelle 40. Differentialdiagnose der respiratorischen Affektkrämpfe und reflektorischen anoxischen Anfälle im Kleinkindalter

	Respiratorische Affektkrämpfe, „zyanotische Anfälle"	Reflektorische anoxische Anfälle, Reflexsynkopen „weiße Anfälle"
Häufigkeit	++	+
Auslöser	Wut, Ärger, Schmerz	Plötzlicher unerwarteter Stimulus (Angst, Schlag auf den Kopf, bes. Hinterkopf), Fieber, z.T ohne erkennbaren Stimulus
Ablauf	Schreien, lange Apnoe, dann Bewußtlosigkeit	fehlendes oder nur kurzes Weinen, kurze Apnoe, rasche Bewußtlosigkeit
Pathophysiologie	Tachykardie	Asytolie, erhebliche Bradykardie
Bulbusdruck	+	++

Ein solcher Anfall kann mittels des Bulbusdrucks provoziert werden (Stephenson 1980).

Bei der typischen Anamnese und Anfallsbeschreibung eines zyanotischen respiratorischen Affektkrampfs sind keine diagnostischen Maßnahmen notwendig, bei reflektorischen anoxischen Anfällen mit Konvulsionen wird man jedoch eine EEG-und EKG-Untersuchung veranlassen. Einen Bulbusdruckversuch, der den Vagustonus erhöht, sollte man nur durchführen, falls Reanimationsmöglichkeiten vorhanden sind. Bei häufigem Auftreten dieser Anfallsform ist eine Behandlung mit dem Atropinderivat Ipratropiumbromid möglich, welches nicht die Bluthirnschranke passiert und deshalb keine ZNS-Nebenwirkungen aufweist.

5.3 Apnoe und Zyanose bei gastroösophagealem Reflux

Einige Kinder mit gastroösophagealem Reflux, vor allem im Alter von 6 Wochen bis 6 Monaten, zeigen einzelne oder rezidivierende Apnoen und Zyanoseanfälle, die leicht mit epileptischen Anfällen verwechselt werden können, und zwar v.a. dann, wenn es bei dem Anfall zur Versteifung der Extremitäten oder zur Opisthotonushaltung kommt. Oft fehlen die Zeichen einer vorangegangenen Aspiration. Die Beziehung des Ereignisses zum Füttern, eine schon länger bestehende Neigung zum Erbrechen und eine Gedeihstörung mit Gewichtsstillstand oder gar Gewichtsverlust sind die entscheidenden Hinweise auf die Ursache des Anfalls. Die Diagnose des gastroösophagealen Reflux kann mittels verschiedener diagnostischer Verfahren gestellt werden: Sonographie, Röntgen, Ösophagus-pH-Metrie, Endoskopie und gastroösophageale Szintigraphie. Die Therapie erfolgt durch Hochlagerung des Kindes, Andicken der Nahrung, Antazida und Medikamente zur Reduktion der Salzsäuresekretion im Magen. Bei den meisten Kindern verschwindet der gatroösophageale Reflux im Laufe des 1. oder 2. Lebensjahrs spontan. Persistieren die Symptome einschließlich der Apnoen, was v.a. bei Kindern mit permanenten neurologischen Schäden der Fall ist, kann eine chirurgische Intervention (Fundoplikatio) notwendig sein.

5.4 Benigner paroxysmaler Schwindel des Kleinkindalters

Das Syndrom des benignen paroxysmalen Schwindels, das ätiologisch von einigen Autoren als ein Migräneäquivalent angesehen wird, manifestiert sich bei 1 bis 5 Jahre alten Kindern (Basser 1964; Koenigsberger et al. 1979). Die an sich seltenen Attacken treten ohne Vorwarnung auf und dauern selten länger als wenige Minuten an. Das Kind schreit plötzlich auf und klammert sich an Personen oder Gegenstände an, da es nicht mehr alleine stehen kann. Ohne Halt fällt das Kind hin, es kann zum Erbrechen kommen. Die Eltern bemerken eine Hautblässe, gelegentlich auch einen Nystagmus. Im Gegensatz zum komplex-fokalen

Anfall, mit dem die Attacke verwechselt werden könnte, bleibt das Bewußtsein erhalten, es fehlt auch die postiktale Benommenheit. Die Kinder sind neurologisch unauffällig, das EEG fällt normal aus. Inkonstant sind Abweichungen bei der kalorischen Testung des Innenohrs. Eine Behandlung ist nicht erforderlich. Die Prognose ist gut; denn die Attacken treten nach einiger Zeit (meist nach 6–12 Monaten, spätestens im Alter von 5–7 Jahren) nicht mehr auf.

5.5 Komplizierte Migräne

Der Begriff komplizierte Migräne bezieht sich auf eine Reihe von Migräne-Varianten, bei denen die neurologischen und psychischen Abweichungen (z.B. Parästhesien, Paresen, Bewußtseinsstörungen) das Krankheitsbild dominieren, so daß die typischen Migränesymptome wie Kopfschmerzen, Schwindel und Erbrechen eher in den Hintergrund treten, die Kopfschmerzen können im Einzelfall sogar ganz fehlen.

Während der Migräneattacke oder nach einem Migräneanfall finden sich häufig EEG-Veränderungen, vor allem Verlangsamungen. Interiktal finden sich eine Reihe unspezifischer Abweichungen (Aicardi 1994).

Im Hinblick auf generalsierte oder partielle Gelegenheitsanfälle kommen einige Migränesyndrome differentialdiagnostisch in Betracht, die kurz besprochen werden sollen.

Die vertebrobasilare Migräne bietet am ehesten Verwechslungsmöglichkeiten mit einem epileptischen Anfall. Diese Migränevariante beginnt in der Adoleszenz, besonders Mädchen sind betroffen. Die möglichen Symptome Schwindel, Übelkeit, Doppelsehen oder bilateraler Sehverlust, Dysarthrie, Schwächegefühl oder bilaterale Lähmungen, Sturz in Verbindung mit einer Bewußtseinstrübung weisen auf eine Dysfunktion des Hirnstamms hin. Manche Anfälle beginnen mit dem Hinstürzen des Patienten. Nicht in allen Fällen treten in Verbindung mit dem Anfall Kopfschmerzen auf (Pranzatelli u. Pedley 1990).

Der hemiplegische Migräneanfall bietet nur Verwechslungsmöglichkeiten mit einem epileptischen Halbseitenanfall bzw. mit einer postiktalen Halbseitenlähmung. Die migränetypischen Kopfschmerzen haben keine feste zeitliche Bindung an die Lähmung, meist folgen sie dieser aber. Die Lähmung verschwindet in der Regel innerhalb von 24 h. Die Anamneseerhebung ergibt in den meisten Fällen von hemiplegischer Migräne, daß bei dem Patienten selbst oder bei weiteren Familienmitgliedern auch noch andere Formen von Migräne vorkommen (Pranzatelli u. Pedley 1990).

Die Diagnose einer Migräne wird sehr problematisch, falls mentale Störungen das Krankheitsbild bestimmen und Kopfschmerzen fehlen oder kaum bemerkt werden.

Konfusion, Desorientierung, Gedächtnisstörungen, Lethargie und verlangsamte Reaktionen charakterisieren die Migränevariante der sog. konfusionellen Migräne (Pranzatelli u. Pedley 1990). Das Alice-im-Wunderland-Syndrom bezieht sich auf komplexe mentale Störungen wie verändertes Zeitempfinden, veränderte Größen- oder Formwahrnehmung des eigenen Körpers oder Teilen davon sowie Wahrnehmungsstörungen wie Mikropsie oder Makropsie (Golden 1979).

5.6 Psychogene (pseudoepileptische) Anfälle

Die psychogenen oder pseudoepileptischen Anfälle wurden früher auch als hysterische Anfälle bezeichnet, heute vermeidet man aber diesen Begriff, da nur in einigen Fällen eine hysterische Persönlichkeitsstruktur den Anfällen zugrunde liegt (Aicardi 1994). Die psychogenen Anfälle ähneln zwar oberflächlich echten epileptischen Anfällen, sie sind aber nicht epileptischen Ursprungs. Der Begriff psychogen bedeutet in diesem Zusammenhang nicht, daß die Anfälle bewußt vorgetäuscht werden, sondern daß sie unwillentlich auftreten und auch vom Patienten nicht kontrolliert werden können. Meist werden generalisierte tonisch-klonische oder tonische Anfälle imitiert, seltener (bis zu etwa 1/3 der Patienten) fokale oder Halbseitenanfälle. Manchmal zeigen sie sich lediglich als Episoden von Starren und Reaktionslosigkeit, verbunden mit einem Tonusverlust (Gulick et al. 1982). Bei Patienten mit Epilepsien kommen nicht selten psychogene und epileptische Anfälle neben-

5.6 Psychogene (pseudoepileptische) Anfälle

einander vor. Eine Abgrenzung fällt meist nicht so schwer, die charakteristischen Unterschiede sind in der Tabelle 41 aufgelistet.

Nur selten sind Kleinkinder betroffen, eher schon Schulkinder, vor allem aber Jugendliche und Erwachsene. Die psychogenen Anfälle treten nie im Schlaf auf und auch nur selten, wenn der Patient alleine ist. Häufig lassen sie sich durch Beobachten provozieren, ihnen liegen in der Regel Konflikt- und Angstsituationen zugrunde (Vasella 1992). Psychogene Anfälle haben einen demonstrativen Charakter, das Anfallsgeschehen wird dramatisch ausgestaltet. Das iktuale EEG zeigt nie epileptiforme Entladungen. Die Diagnose eines psychogenen Anfalls wird deshalb am besten durch die Langzeit-EEG-Ableitung oder durch die simultane Videoaufzeichnung des Anfalls und des EEG ermöglicht.

Tabelle 41. Faktoren zur Unterscheidung psychogener Anfälle von epileptischen Anfällen. (Modifiziert nach Gilliatt u. Roberts 1986)

	Für epileptischen Anfall sprechend	Für psychogenen Anfall sprechend
Klinische Kriterien	Attacken ähneln typischen Grand-mal-Anfällen Zungenbiß Inkontinenz Verletzung Zyanose Postiktale Konfusion Auftreten im Schlaf	Bekannten Anfällen unähnlich Bizarr Allmählicher Beginn Lange Dauer Gerichtete Gewalt Erhaltenes Bewußtsein bei generalisiertem motorischem Anfall Nicht stereotyp Leicht auslösbar
EEG während des Anfalls	Epileptische Entladungen	α-Rhythmus mit visueller Blockierung
EEG nach dem Anfall	Verlangsamung	Keine Änderung
Beziehung zur Medikation	Vorhanden	Fehlend
Serumprolaktinkonzentration	Starker Anstieg	Kein Anstieg nach „großemAnfall"

Sollte dieses nicht möglich sein, so empfiehlt sich eine EEG-Ableitung so rasch wie möglich nach dem Anfall. Findet sich in diesem EEG statt der zu erwartenden postiktalen Verlangsamung ein α-Rhythmus, so spricht dieser Befund für einen psychogenen Anfall. Die Behandlung des Patienten erfordert in der Regel eine Psychotherapie (Saccomani et al. 1993).

5.7 Hyperventilationssyndrom

Bei heranwachsenden Mädchen kommt nicht selten anfallartig das Hyperventilationssyndrom vor, was bedeutet, daß aus psychogener Ursache (z.B. Streß) eine beschleunigte und/oder vertiefte Atmung auftritt, die aus der Sicht der körperlichen metabolischen Erfordernisse unnötig ist. Die Patienten atmen einerseits mit schnellen, flachen und unregelmäßigen Atemzügen oder andererseits, wenn sie das Gefühl haben, nicht genügend Luft zu bekommen, mit tiefen seufzenden Atemzügen (Magarian 1982; Brodtkorb et al. 1984). Die Patienten geben häufig Schwindel, ein Gefühl der Schwäche sowie Kribbeln oder Taubheitsgefühle in den Händen an. Im typischen Fall finden sich die klinischen Zeichen der Tetanie. Nicht selten treten Synkopen (Tonusverlust) oder Bewußtseinsstörungen in Form von Pseudoabsencen auf (North et al. 1990).

Wurde die vorangehende Hyperventilation von einer Begleitperson beobachtet, so fällt die Abgrenzung der Hyperventilationssynkope von epileptischen Anfällen nicht schwer. Durch das Wiedereinatmen der Ausatmungsluft mit Hilfe eines Plastikbeutels kann die Hyperventilation gestoppt werden, damit ist auch die Diagnose bewiesen. Das Hyperventilationssyndrom zeigt psychische Probleme an, denen nachgegangen werden sollte.

5.8 Akute psychiatrische Störungen

Akute psychiatrische Reaktionen schließen Angst-und Panikreaktionen ein, welche oberflächlich komplex-fokalen epileptischen Anfällen ähneln können (Jeavons 1983). Angstanfälle kommen bei Kindern, insbesondere bei heranwachsenden Mädchen, gar nicht so selten vor (Pranzatelli u. Pedley 1991). Sie sind durch Druckgefühle im Epigastrium, starkes Schwitzen, Atemstörungen, Tachykardie, Palpitationen in Verbindung mit Gefühlen der Angst oder Bedrohung charakterisiert. Auch das Erscheinungsbild akuter psychotischer Reaktionen mit Gefühlen der Derealisation, Denkstörungen oder Halluzinationen können an psychomotorische Anfälle erinnern. In solchen Fällen muß auch an die Drogeneinnahme gedacht werden und deren Nachweis versucht werden.

5.9 Vorgetäuschte Anfälle

Auch an von den Eltern teilweise genau beschriebene, aber vorgetäuschte epileptische Anfälle muß man denken (Meadow 1984). Im Rahmen des sog. Münchhausen-Syndroms by proxy, einer Sonderform der Kindesmißhandlung, kommt es auch nicht so selten vor, daß die Mutter ihrem Kind anfallauslösende Substanzen (am häufigsten Kochsalz, daneben trizyklische Antidepressiva, Phenothiazine, exzessive Mengen von Wasser, Insulin) verabreicht (Meadow 1991). Der Nachweis vorgetäuschter Anfälle ist schwer zu führen. Wenn man daran denkt, ist eine Salz- oder Wasserintoxikation durch Bestimmung der Serumelektrolyte leicht nachweisbar. Die betroffenen Familien bedürfen einer Therapie durch Kinder- und Jugendpsychiater (Meadow 1985).

Literatur

Adams RD, Foley JM (1953) The neurological disorder associated with liver disease. Res Nerv Ment Dis Proc 32: 198-237

Ad hoc committee for the child neurology society consensus statement on pertussis immunization and the central nervous system (1991) Pertussis immunization and the central nervous system. Ann Neurol 29: 458-460

Aicardi J, Chevrie JJ (1970) Convulsive status epilepticus in infants and children. A study of 239 cases. Epilepsia 11: 187-197

Aicardi J, Chevrie J J. (1976) Febrile convulsions. Neurological sequelae and mental retardation. In: Brazier MAB, Coceani F (eds) Brain dysfunction in infantile febrile convulsions. Raven Press, New York, pp 247 - 257

Aicardi J (1992) Epilepsy and inborn errors of metabolism. In: Roger J, Bureau M, Dravet F, Dreifuss FE, Perret A, Wolf P (eds) Epileptic syndromes in infancy, childhood and adolescence. John Libbey, London, pp 97-102

Aicardi J (1994) Epilepsy in children, 2nd ed. The international review of child neurology. Raven Press, New York

Aminoff MJ, Simon RP (1980) Status epilepticus: causes, clinical features and consequences in 98 patients. Am J Med 69: 657-666

Annegers JF, Hauser WA, Elveback LR, Kurland LT (1979) The risk of epilepsy following febrile convulsions. Neurology 29: 297 - 303

Annegers JF, Grabow JD, Groover RV, Laws ER, Elveback LR, Kurland LT (1980) Seizures after head trauma: a population study. Neurology 30: 683-689

Annegers JF, Shirts SB, Hauser WA, Kurland LT (1986) Risk of recurrence after an initial unprovoked seizure. Epilepsia 27: 43-50

Annegers JF, Hauser WA, Shirts SB, Kurland L T (1987) Factors prognostic of unprovoked seizures after febrile convulsions. N Engl J Med 316: 493 - 498

Annegers JF, Hauser WA, Beghi E, Nicolosi A, Kurland LT (1988) The risk of unprovoked seizures after encephalitis and menigitis. Neurology 38: 1407-1410

Aoki Y, Lombroso CT (1973) Prognostic value of electroencephalography in Reye's syndrome. Neurology 23: 333-343

Archivist (1993) Rapidly fatal encephalopathy with shigella infection. Arch Dis Child 68: 252

Aubourg P, Dulac O, Plouin P Diebler C (1985) Infantile status epilepticus as a complication of 'near-miss' sudden infant death. Dev Med Child Neurol 27: 40-48

Autret E, Billard C, Bertrand P, Motte J, Pouplard F, Jonville A P (1990) Double-blind, randomized trial of diazepam versus placebo for prevention of recurrence of febrile seizures. J Pediatr 117: 490 - 494

Bacon CJ, Hall MS (1992) Haemorrhagic shock encephalopathy syndrome in the British Isles. Arch Dis Child 67: 985-993

Banco L, Veltri D (1984) Ability of mothers to subjectively assess the presence of fever in their children. Am J Dis Child 138: 976 - 978

Banker BQ (1967) The neuropathological effects of anoxia and hypoglycemia in the newborn. Dev Med Child Neurol 9: 544-550

Basser LS (1964) Benign paroxysmal vertigo. Brain 87: 141-152

Baumer JH, David TJ, S. J. Valentine, J. E. Roberts, B. R. Hughes (1981): Many parents think their child is dying when having a first febrile convulsion. Dev Med Child Neurol 23: 462 - 464

Beghi E, Ciccone A , and the FIRST SEIZURE TRIAL GROUP (1993) Recurrence after a first unprovoked seizure. Is it still a controversial issue? Seizure 2: 5-10

Beller AJ, Sahar A, Praiss I (1973) Brain abscess. Review of 89 cases over a period 30 years. J Neurol Neurosurg Psychiatry 36: 757-768

Berg AT, Shinnar S, Hauser W A, Leventhal JM (1990) Predictors of recurrent febrile seizures. A metaanalytic review. J Pediatr 116: 329 - 337

Berg AT, Shinnar S (1991) The risk of seizure recurrence following a first unprovoked seizure. A quantitative review. Neurology 41: 965-972

Berg AT (1992) Febrile seizures and epilepsy. The contributions of epidemiology. Pediatr Perinat Epidemiol 6: 145-152

Berg AT, Shinnar S, Hauser WA, Alemany M, Shapiro ED, Salomon ME, Grain EF (1992) A prospective study of recurrent febrile seizures. N Engl J Med 327: 1122-1127

Berg AT (1993) Are febrile seizures provoked by a rapid rise in temperature? Am J Dis Child 147: 1101-1103

Billard C, Santini JJ, Tassy J, Guiller M. Autret A (1984) Les crises épileptoques accidentelles de l'enfant. Arch Fr Pediatr 41: 629 - 632

Bleck TP (1991) Convulsive disorders: status epilepticus. Clin Neuropharmacol 14: 191-198

Blumberg DA, Lewis K, Mink CM, Christenson PD, Chatfield P, Cherry JD (1993) Severe reactions associated with diphtheria-tetanus-pertussis vaccine: detailed study of children with seizures, hypotonic-hyporesponsive episodes, high fevers, and persistent crying. Pediatrics 91: 1158 -1165

Boulloche J, Leloup P, Mallet E, Parain D, Tron P (1989) Risk of reccurrence after a single, unprovoked, generalized tonic-clonic seizure. Dev Med Child Neurol 31: 626-632

Bratton SL, Jardine DS (1992) Cerebral infarction complicating hemorrhagic shock and encephalopathy syndrome. Pediatrics 90: 626-628

Brodtkorb E, Sulg I, Gimse R (1984) The hyperventilation syndrome. Acta Neurol Scand 69 [Suppl 98]: 395-397

Brown JK, Hussain IHMI (1991) Status epilepticus. I: Pathogenesis. Dev Med Child Neurol 33: 3-17

Camfield P, Camfield C, Dooley JM, Tibbes JAR, Tak Fung, Garner B (1985) Epilepsy after a first unprovoked seizure in childhood. Neurology 35: 1657-1660

Camfield PR, Camfield CS, Dooley J, Smith E, Garner B (1989) A randomized study of carbamazepine versus no medication following a first afebril unprovoked seizue in Childhood. Neurology 39: 851-852

Cherry JD, Holtzman AE, Shields D, Buch D, Nielsen C, Jacobsen V, Christenson PD, Zachau-Christiansen B (1993) Pertussis immunization and characteristics related to first seizures in infants and children. J Pediatr 122: 900-903

Chiofalo N, Kirschbaum A, Fuentes A, Cordero M L, Madson J (1979) Prevalence of epilepsy in children of Mekipilla, Chile. Epilepsia 20: 261 - 266

Cimolai N, Morrison BJ, Carter JE (1992) Risk factors for the central nervous system manifestations of gastroenteritis-associated hemolytic-uremic syndrome. Pediatrics 90: 616-621

Cochat P, Delmas MC, Parscau L de, Floret D, Parchoux B, Guibaud P, David L, Larbre F (1988) Manifestations neurologiques de l'hypertension arterielle chez l'enfant. Pediatrie 43: 551-556

Cody CL, Baraff LJ, Cherry JD, Marcy SM, Manclark CR (1981) Nature and rates of adverse reactions associated with DTP and DT immunizations in infants and children. Pediatrics 68: 650-660

Commission on classification and terminology, International League Against Epilepsy (1981). Proposals for revised clinical and electroencephalographic classification of epileptic seizures. Epilepsia 22: 489 -501

Commission on classification and terminology, International League Against Epilepsy (1989). Proposals for revised classification of epilepsies and epileptic syndromes. Epilepsia 30: 389 - 399

Commission on epidemiology and prognosis, International League Against Epilepsy (1993). Guidelines for epidemiologic studies on epilepsy. Epilepsia 34: 592-596

Committee on infectious diseases (1991) The relationship between pertussis vaccine and brain damage: reassessment. Pediatrics 88: 397- 400

Cummins LH (1961) Hypoglycemia and convulsions in children following alcohol ingestion. J Pediatr 58: 23

Cuneo RA, Caronna JJ (1977) The neurologic complications of hypertension. Med Clin North Am 61: 565-580

Dalmady-Israel C, Zasler ND (1993) Posttraumatic seizures: a critical review. Brain Inj 7: 263-273

Dhuna A, Pascual-Leone A, Talwar D, Torres F (1992) EEG and seizures in children with hemolytic-uremic syndrome. Epilepsia 33: 482-486

Dianese, G (1979) Prophylactic diazepam in febrile convulsions. Arch Dis Child 54: 244 - 245

DiMario FJ, Bronte-Stewart K, Sherbotie J et al. (1987) Lacunar infarction of the basal ganglia as a complication of hemolytic-uremic syndrome. Clin Pediatr 26: 586-590

Doose H, Ritter K, Völske E (1983) EEG longitudinal studies in febrile convulsions. Genetic aspects. Neuropediatrics 14: 81-87

Doose H (1989) Epilepsien im Kindes- und Jugendalter, 9. Aufl., Severin, Flensburg

Doose H (1991) Standardtherapien der Epilepsien im Kindes- und Jugendalter. I.Fieberkrämpfe. Empfehlungen des Königsteiner Arbeitskreises für Epileptologie. Epilepsie-Blätter 4: 17-18

Donselaar CA van, Geerts A T, Schimsheimer R-J (1991) Idiopathic first seizure in adult life: who should be treated? Br Med J 302: 620-623

Dravet C, Bureau M, Guerrini R, Giraud N, Roger J (1992) Severe myoclonic epilepsy in infants. In: Roger J, Bureau M, Dravet C, Dreifuss FE, Perret A, Wolf P (eds) Epileptic syndromes in infancy, childhood and adolescence, 2nd ed. John Libbey, London, pp 75-88

Dreifuss FE, Santili N, Langer DH, Sweeney KP, Moline KA, Menander KB (1987) Valproic acid hepatic fatilities: a retrospective review. Neurology 37: 379-385

Dreifuss FE, Langer DH, Moline KA, Maxwell JE (1989) Valproic acid hepatic fatilities. II. US experience since 1984. Neurology 39: 201-207

Driscoll SM, Towne AR, Pellock LM, DeLorenzo RJ (1990) Recurrent status epilepticus in children (abstract). Neurology 40 [Suppl 1]:297

Dudin KI, Teebi AS (1987) Primary hypomagnesia. A case report and review of the literature. Eur J Pediatr 146: 303-305

Dulac O, Aubourg P, Chercoury A et al. (1985) Infantile status epilepticus: clinical, etiological and prognostic aspects. Rev Electroencephalogr Neurophysiol 14: 255-262

Dunn DW (1988) Status epilepticus in children: etiology, clinical features and outcome. J Child Neurol 3: 167-173

Dunn DW, Parekh HU (1991) Theophylline and status epilepticus in children. Neuropediatrics 22: 24-26

Echenne B, Cheminal R, Martin P et al. (1983) Utilisation du diazepam dans le traitement preventif a domicil des recidives de convulsions febriles. Arch. Fr. Pediatr. 40 : 499 - 501

Ellenberg JH, Hirtz DG, Nelson KB (1984) Age at onset of seizures in young children. Ann Neurol 15: 127-134

Ellenhorn, JM, Barceloux DG (1988) Medical toxicology. Diagnosis and treatment of human poisoning. Elsevier, New York,

El-Rhadi AS, Banajeh S (1989) Effect of fever on recurrence rate of febrile convulsions. Arch Dis Child 64:869-870

Elwes RDC, Chesterman P, Reynolds EH (1985) Prognosis after a first untreated tonic-clonic seizure. Lancet II: 752-753

Engel GL (1962) Fainting, 2nd ed. Thomas, Springfield/Ill

Falconer MA (1971) Genetic and related aetiological factors in temporal lobe epilepsy: a review. Epilepsia 12 : 13 - 31

Farwell JR, Lee YJ, Hirtz DG, Sulzbacher SI, Ellenberg JH, Nelson KB (1990) Phenobarbital for febrile seizures-effects in intelligence and on seizure recurrence. N Engl J Med 322: 364 - 369

Feigin RD (1981) Central nervous system infection. Bacterial meningitis beyond the neonatal period. In: Feigin RD, Cherry JD (eds) Textbook of pediatric infectious diseases, vol 1. Saunders, Philadelphia, pp 293- 308

Fenichel GM (1982) Neurological complications of immunizations. Ann Neurol 12: 119-128

Ferry PC (1990) Neurologic sequelae of open-heart surgery in children. Am J Dis Child 144: 369-373

First Seizure Trial Group (1993) Randomized clinical trial on the efficacy of antiepileptic drugs in reducing the risk of relapse after a first unprovoked tonic-clonic seizure. Neurology 43: 478-483

Frantzen E, Lennox-Buchthal M, Nygaard A (1968) Longitudinal EEG and clinical study of children with febrile convulsions. Electrencephalogr Clin Neurophysiol 24: 197- 212

Frantzen E, Lennox-Buchtal M, Nygaard A, Stene J (1970) A genetic study of febrile convulsions. Neurology 20: 909-917

Freeman JM, Tibbles J, Camfield C, Camfield P (1987) Benign epilepsy of childhood: a speculation and ist ramifications. Pediatrics 79: 864-868

Freeman JM (1980) Febrile seizures: a consensus of their significance, evaluation and treatment. Pediatrics 66 : 1009 - 1012

Fridrichsen C, Melchior J (1954) Febrile convulsions in children, their frequency and prognosis. Acta Paediatr 43 [Suppl 100]: 307-314

Friis ML, Lund M (1974) Stress convulsions. Arch Neurol 31: 155-159

Friis ML (1991) Stress convulsions. In: Dam M, Gram L (eds) Comprehensive epileptology. Raven Press, New York pp 247-250

Fujiwara T, Ishida S, Mlyakoshi M (1979) Status epilepticus in childhood: a retrospective study of initial convulsive status and subsequent epilepsies. Folia J Psychiatr Neurol Jpn 33: 337-344

Fukuyama Y, Kagawa K, Tanaka K (1979) A genetic study of febrile convulsions. Eur Neurol 18: 166-182

Garcia FO, Campos-Castello J, Maldonado JC (1984) Fenobarbital oral continuado o diazepam rectal intermitente para la prevencion de la crisis febriles. An Esp Pediatr 20 : 763 - 769

Gastaut H, Poirer F, Pagan G, Salomon G, Toga M, Vigoroux M (1960) HHE syndrome: hemiconvulsion, hemiplegia, epilepsy. Epilepsia 1: 418-447

Gastaut H (1983) Classification of status epilepticus. In: Delgado-Escueta AV, Wasterlain CG, Treiman DM, Porter RJ (eds) Status epilepticus: mechanisms of brain damage and treatment. Raven Press, New York (Advances in Neurology, vol 43, pp 15-35)

Gilliatt RW, Roberts RC (1986) Syncope and non-epileptic seizures. In: Ashbury AK, McKhann GM, McDonald WI (eds) Diseases of the nervous system. Clinical neurobiology. Heinemann, London, pp 1033-1043

Golden GS (1979) The Alice in Wonderland syndrome in juvenile migraine. Pediatrics 63: 517-519

Graf WD, Chatrian GE, Glass ST, Knauss TA (1994) Video game-related seiures: a report on 10 patients and a review of the literature. Pediatrics 93: 551-556

Green JR (1967) Temporal lobectomy, with special reference to selection of epileptic patients. J Neurosurg 26: 584-593

Griffin MR, Ray WA, Mortimer EA, et al. (1991) Risk of seizures and encephalopathy after immunization with the diphtheria-tetanus-pertussis vaccine. JAMA 263: 1641-1645

Gross-Tsur V, Shinnar S (1993) Convulsive status epilepticus in children. Epilepsia 34 [Suppl 1]: S12-S20

Gulick TA, Spinks IP, King DW (1982) Pseudoseizures: Ictal phenomena. Neurology 32: 24-30

Haddad LM, Winchester JF (1990) Clinical management of poisoning and drug management. Saunders, Philadelphia.

Hahn YS, Fuchs S, Flannery AM et al. (1988) Factors influencing posttraumatic seizures in children. Neurosurgery 22: 864-867

Handrick W, Wässer S (1992) Seizures during bacterial meningitis. In: Schönfeld H, Helwig H (eds) Bacterial meningitis. Karger, Basel (Antibiot. Chemother., vol 45, pp 239-253

Hart YM, Sander JWAS, Johnson AL, Shorvon SD (1990) National general practice study of epilepsy: recurrence after a first seizure. Lancet, 336: 1271-1274

Hauser WA, Kurland LT (1975) The epidemiology of epilepsy in Rochester, Minnesota, 1935 through 1967. Epilepsia 16: 1 - 66

Hauser WA, Annegers JF, Elveback LR (1980) Mortality in patients with epilepsy. Epilepsia 21: 399 - 412

Hauser WA (1981) The natural history of febrile seizures. In: Nelson, K B, Ellenberg J H (eds) Febrile seizures. Raven Press, New York, 1, pp 5 - 17

Hauser WA (1983) Status epilepticus: frequency, etiology, and neurological sequence. In: Delgado-Escueta AV, Wasterlain CG, Treiman DM, Porter RJ (eds) Status epilepticus: mechanisms of brain damage and treatment. Raven Press, New York (Advances in Neurology, vol 43, pp 3-14)

Hauser WA, Annegers JF, Anderson VE, Kurland LT (1985) The risk of seizure disorders among relatives of children with febrile convulsions. Neurology 35: 1268-1273

Hauser WA (1990) Status epilepticus: epidemiologic considerations. Neurology 40 [Suppl 2]: 9-13

Hauser WA, Rich SS, Annegers JF, Anderson VE (1990) Seizure recurrence after a 1st unprovoked seizure. An extended follow-up. Neurology 40: 1163 - 1170

Hauser WA, Annegers J F, Kurland LT (1993) Incidence of epilepsy and unprovoked seizures in Rochester, Minnesota: 1935-1984. Epilepsia 43: 453-468

Havalad S, Chapple MJ, Kahakachchi M, Hargraves DB (1980) Convulsions associated with Campylobacter enteritis. Br Med J 280: 984-985

Hedge AS, Venkataramana NK, Das BS (1986) Brain abscess in children. Childs Nerv Syst 2: 90-92

Heijbel JS, Blom P, Bergfors G (1980) Simple febrile convulsions. A prospective incidence study and an evaluation of investigations initially needed. Neuropediatrics 11: 45 - 56

Henrikson L (1984) Evidence suggestive of diffuse brain damage following cardiac operation. Lancet I: 816-820

Herlitz G (1941) Studien über die sogenannten initialen Fieberkrämpfe bei Kindern. Acta Paediatr Scand 29 [Suppl 1]: 1 - 142

Herranz JL, Armijo JA, Arteaga R (1984) Effectiveness and toxicity of phenobarbital, primidone, and sodium valproate in the prevention of febrile convulsions, controlled by plasma levels. Epilepsia 25: 89-95

Hess R (1981) Enzephalographische Aspekte posttraumatischer Epilepsien. In: Remschmidt H, Rentz R, Jungmann J (Hrsg) Epilepsie 80. Thieme, Stuttgart New York, S 106-113

Hirsch JF, Roux FX, Sainte-Rose C, Renier D, Pierre-Kahn A (1983) Brain abscess in childhood. A study of 34 cases treated by puncture and antibiotics. Childs Brain 10: 251-265

Hirtz DG, Nelson KB, Ellenberg JH (1983) Seizures following childhood immunizations. J Pediatr 102: 14 - 18

Hirtz DG, Ellenberg JH, Nelson KB (1984) The risk of recurrence of nonfebrile seizures in children. Neurology 34: 637-641

Hirtz DG, Lee YJ, Ellenberg JH, Nelson KB (1986) Survey on the management of febrile seizures. Am J Dis Child 140: 909 - 914

Hirtz DG (1989) Generalized tonic-clonic and febrile seizures. Pediatr Clin North Am 36: 375-382

Hohjo M, Miura H, Minegawa K et al. (1986) A clinical study on the effectiveness of intermittant therapy with oral diazepam syrups for the prevention of recurrant febrile convulsions: a preliminary report. Brain Dev 8: 559-560 (abstract)

Hopkins A, Garman A, Clarke C (1988) The first seizure in adult life. Lancet I: 721-726

Huracek J, Zuppinger K, Karbowski K (1984) Epileptische Manifestationen bei Typ-1-Diabetes. Schweiz Rundsch Med Prax 73: 753- 757

Jadavji T, Humphreys RP, Prober CG (1985) Brain abscesses in infants and children. Pediatr Infect Dis 4: 394-398

Jadavji T, Biggar WD, Gold R, et al. (1986) Sequelae of acute bacterial meningitis in children treated for seven days. Pediatrics 78: 21-25

Jährig K, Rabending G (1987) Epilepsien bei entzündlichen Hirnerkrankungen. In: Rabending G (Hrsg) Epilepsien. Leitfaden für die Praxis. Thieme, Leipzig, S 116-119

Jakobi G (1992) Posttraumatische Epilepsien. Monatsschr Kinderheilkd 140: 619-623

Jeavons PM (1983) Non-epileptic attacks in childhood. In: Rose CF (ed) Research progress in epilepsy. Pitman, London, pp 224-230

Jennett B (1975) Epilepsy after non-missile head injuries, 2nd ed. Heinemann, London

Loiseau P, Dartigues JF, Pestre M (1983) Prognosis of partial seizures in the adolescent. Epilepsia 24: 472-481

Lombroso CT, Lerman P (1967) Breathholding spells (cyanotic and pallid infantile syncope). Pediatrics 39: 563-581

Lombroso CT (1989) Intermittant home treatment of status and clusters of seizures. Epilepsia 30 [Suppl. 2]: S11-S14

Lucas A, Morley R, Cole TJ (1988) Adverse neurodevelopmental outcome of moderate neonatal hypoglycemia. Br J Med 297: 1304-1308

Mackworth-Young CG, Hughes GRV (1985) Epilepsy: an early symptom of systemic lupus erythematosus. J Neurol Neurosurg Psychiatry 48: 185

Magarian GJ (1982) Hyperventilation syndromes: Infrequently recognized common expressions of anxiety and stress. Medicine (Baltimore) 61: 219-236

Magun JG, Laub MC (1992) Posttraumatische Epilepsie. Epilepsie-Blätter 5: 90-93

Maytal J, Shinnar S, Moshe SL, Alvarez LA (1989) Low morbidity and mortality of status epilepticus in children. Pediatrics 83: 323-331

Maytal J, Shinnar S (1990) Febrile status epilepticus. Pediatrics 86: 611-616

Mathai KV, Dunn OP, Kurland LT, Reeder FA (1968) Convulsive disorders in the Mariana Islands. Epilepsia 9: 77 - 85

Meadow R (1984) Fictitious epilepsy. Lancet II: 25-28

Meadow R (1985) Management of Münchhausen syndrome by proxy. Arch Dis Child 60: 385-393

Meadow R (1991) Neurological and developmental variants of Münchhausen syndrome by proxy. Dev Med Child Neurol 33: 267-272

Mendelson DB, Hertzanu Y, Chaitowitz B et al. (1984) Cranial CT in the hemolytic-uremic syndrome. J Neurol Neurosurg Psychiatry 47:876-878

Messing RO, Closson RG, Simon RP (1984) Drug-induced seizures: a 10-year experience. Neurology 34: 1582-1586

Millichap JG (1959) Studies in febrile seizures.I. Height of body temperature as a measure of the febrile-seizure threshold. Pediatrics 23: 76-85

Millichap JG (1968) Febrile convulsions. MacMillan, New York

Minchon PE, Wallace SJ (1984) Febrile convulsions: Electroencephalographic changes related to rectal temperature. Arch Dis Child 59: 371 - 373

Minegawa K, Miura H (1981) Phenobarbital, primidone and sodium valproate in the prophylaxis of febrile convulsions. Brain Dev 3: 385-393

Mohnod D, Snead OC, Benton JW (1982) Burn encephalopathy in children. Ann Neurol 12: 42-47

Mosquera C, Rodrigues J, Cabrero A, Fidalgo I, Fernandez RM (1987) Prevencion de la recurrencia de crisis febriles: profilaxis intermitente con diazepam rectal comparada in tratamiento continuo im valproato sodica. An Esp Pediatr 27: 379 - 381

Nellhaus G, Neumann I, Ellis E et al. (1975) Asthma and seizures in children. Pediatr Clin North Am 22: 89-100

Nelson KB, Ellenberg JH (1976) Predictors of epilepsy in children who have experienced febrile seizures. N Engl J Med 295: 1029 - 1033

Nelson KB, Ellenberg JH (1978) Prognosis in children with febrile seizures. Pediatrics 61: 720 - 727

Nelson KB, Ellenberg JH (1981) Febrile seizures. Raven Press, New York

Newton RW (1988) Randomized controlled trials of phenobarbitone and valproate in febrile convulsions. Arch Dis Child 63: 1189 - 1191

Newton RW, McKinlay I (1988) Subsequent managment of children with febrile convulsions. Dev Med Child Neurol 30: 391 - 406

Nielsen H (1983) Cerebral abscess in children. Neuropediatrics 14: 76-80

North KN, Ouvrier RA, Nugent M (1990) Pseudoseizures caused by hyperventilation resembling absence epilepsy. J Child Neurol 5: 288-294

Osuntakun BO, Bademosi O, Ogunremi K, Wright SG (1972) Neuropsychiatric manifestations of typhoid fever in 959 patients. Arch Neurol 27: 7-13

Ounsted C, Lindsay J, Norman R (1966) Biological factors in temporal lobe epilepsy. Lavenham Press, Suffolk, England

Oxbury JM, Whitty CW (1971) Causes and consequences of status epilepticus in adults: a study of 86 cases. Brain 94: 733-744

Pampiglione G, Chaloner J, Harden A, et al. (1978) Transitory ischemia/anoxia in young children and the prediction of quality of survival. Ann NY Acad Sci 315: 281-292

Pedley TA (1983) Differential diagnosis of episodic syndromes. Epilepsia 24 [Suppl 1]: S31-S44

Penry JK, White BG, Brackett CE (1979) A controlled prospective study of the pharmacologic prophylaxis of posttraumatic epilepsy. Neurology 29: 600-601

Phillips SA, Shanahan RJ (1989) Etiology and mortality of status epilepticus in children. A recent update. Arch Neurol 46: 74-76

Polinsky MS (1992) Neurologic manifestations of renal disease. In: Berg BO (ed) Neurologic aspects of pediatrics. Butterworth-Heinemann, Boston, pp 361-391

Pollock TM, Morris JA (1983) A 7-year survey of disorders attributed to vaccination in north west Thames region. Lancet I: 753-757

Pomoroy SL, Holmes Sj, Dodge PR, Feigin RD (1990) Seizures and other neurologic sequelae of bacterial meningitis in children. N Engl J Med 323: 1651-1657

Shinnar S, Berg AT, Moshe S et al. (1990) Risk of seizure recurrence following a first unprovoked seizure in childhood. A prospective study. Pediatrics 85:1070-1085

Shinnar S, Maytal J, Krasnoff L, Moshe SL (1992) Recurrent status epilepticus in children. Ann Neurol 31: 598-604

Shinnar S (1993) Treatment decisions in childhood seizures. In: Dodson WE, Pellock JM (eds) Pediatric epilepsy. Diagnosis and therapy. Demos Publications, New York, pp 215-221

Shinnar S, Berg AT, Moshe S, Kang H, Alemany M, Hauser WA (1993) Seizure remission rates in a cohort of 400 children followed from the time of their first unprovoked seizure. Epilepsia 34 [Suppl 6]: 72-73 (abstract)

Shirt SB, Hauser WA, Annegers JF et al. (1987) Risk of recurrence of febrile seizures in a population-based cohort of children, Rochester, Minnesota. Neurology 37 [Suppl 1] :149

Siemes H, Nau H (1991) Valproat-assoziierte Hepatotoxizität. Pathogenese, klinisches Spektrum, Therapie und Prognose. Klin Pädiatr 203: 411-419

Simon RP (1992) Coma in childhood. In: Berg BO (ed) Neurologic aspects of pediatrics. Butterworth-Heinemann, Boston, pp 627-638

Snodgrass SR (1992) Abnormalities of carbohydrate metabolism. In: Berg BO (ed) Neurologic aspects of pediatrics. Butterworth-Heinemann, Boston, pp 93-123

Snyder RD (1984) Seizures in childhood bacterial meningitis. Ann Neurol 16: 395-396

So EL (1993) Update on epilepsy. Med Clinics North Am 77: 203-214

Sperber EF, Stanton PK, Haas K, Ackermann RF, Moshe SL (1992) Developmental differences in the neurobiology of epileptic brain damage. In: Engel J, Wasterlain C, Cavalheiro EA, Heinemann U, Avanzini G (eds) Molecular neurobiology of epilepsy. Elsevier, Amsterdam (Epilepsy Res. Suppl., vol 9, pp 76-81)

Stanhope JM, Brody JA, Brink E, Morris CE (1972) Convulsions among the Chamooro people of Guam, Mariana Islands. II. Febrile convulsions. Am J Epidemiol 95: 299 - 304

Steinberg A, Frank Y (1993a) Neurological manifestations of endocrine diseases. In: Steinberg A, Frank Y (eds) Neurological manifestations of systemic diseases in children. The international review of child neurology series. Raven Press, New York, pp 315-370

Steinberg A, Frank Y (1993b) Neurological manifestations of malnutrition. In: Steinberg A, Frank Y (eds) Neurological manifestations of systemic diseases in children. The international review of child neurology series. Raven Press, New York, pp 1-59

Steinberg A, Frank Y (1993c) Neurological manifestations of hepatobiliary diseases. In: Steinberg A, Frank Y (eds) Neurological manifestations of systemic diseases in children. The international review of child neurology series. Raven Press, New York, pp 202-241

Steinberg A, Frank Y (1993d) Neurological manifestations of gastrointestinal diseases. In: Steinberg A, Frank Y (eds) Neurological manifestations of systemic diseases in children. The international review of child neurology series. Raven Press, New York, pp 165-201

Steinberg A, Frank Y (1993e) Neurological complications of cardiac diseases. In: Steinberg A, Frank Y (eds) Neurological manifestations of systemic diseases in children. The international review of child neurology series. Raven Press, New York, pp 280-314

Steinberg A, Frank Y (1993f) Neurological manifestations of renal diseases. In: Steinberg A, Frank Y (eds) Neurological manifestations of systemic diseases in children. The international review of child neurology series. Raven Press, New York, pp 242-279

Stephenson JBP (1980) Reflex anoxic seizures and ocular compression. Dev Med Child Neurol 22: 380-386

Still LJ, Cottom D (1967) Severe hypertension in childhood. Arch Dis Child 42: 34-39

Stöwsand D, Bues E (1970) Frühanfälle und ihre Verläufe im Kindesalter. Z Neurol 198: 201-211

Stores G (1991) When does an EEG contribute to the management of febrile seizures? Arch Dis Child 66: 554 - 557

Styne DM (1992) Neurologic manifestations of endocrine diseases. In: Berg BO (ed) Neurologic aspects of pediatrics. Butterworth-Heinemann, Boston, pp 439-466

Tekkök IH, Erbengi A (1992) Management of brain abscess in children: review of 130 cases over a period of 21 years. Childs Nerv Syst 8: 411-416

Temkin NR, Dikmen S, Wilensky A, Keihm J, Chabal S, Winn R (1990) A randomized double-blind study of phenytoin for the prevention of post-traumatic seizures. N Engl J Med 323: 497-502

Thomas MH (1959) The single seizure - its study and managment. JAMA 169: 457-459

Thorn I (1981) Prevention of recurrent febrile seizures: intermittent prophylaxis with diazepam compared with continuous treatment with phenobabital. In: Nelson KB, Ellenberg JH (eds) Febrile seizures. Raven Press, New York, pp 119 - 126

Trauner DA (1992) Reye syndrome. In: Berg BO (ed) Neurologic aspects of pediatrics. Butterworth-Heinemann, Boston, pp 309-316

Trompeter RS (1987) Neurological complications. In: Holliday M, Barratt TM, Vernier R (eds) Pediatric nephrology. Williams & Wilkins, Baltimore, pp 897-900

Tsuboi T (1977) Genetic aspects of febrile seizures. Hum Genet 38: 169-173

Tsuboi T (1984) Epidemiology of febrile and afebrile convulsions in Japan. Neurology 34: 175 - 181

Van den Berg BJ, Yerushalmy J (1969) Studies on convulsive disorders in young children. I. Incidence of febrile and nonfebrile convulsions by age and other factors. Pediatr Res 3 : 298 - 304

Van den Berg BJ (1974) Studies on convulsive disorders in children. III. Recurrence of febrile convulsions. Epilepsia 15: 177 -190

Vasella F (1983) Metabolisch bedingte epileptische Anfälle. Schweiz Rundsch Med Prax 72: 827-831

Vasella F (1992) Differentialdiagnose zerebraler Anfälle. Monatsschr Kinderheilkd 140: 391-395

Vasella F (1994) Gelegenheitsanfälle im Kindesalter. In: Fröscher W, Vasella F (Hrsg) Die Epilepsien - Grundlagen, Klinik, Behandlung. de Gruyter, Berlin, S 263-267

Verity CM, Butler NR, Golding J (1985a) Febrile convulsions in a national cohort followed up from birth. I. Prevalence and recurrence in the first five years of life. Br Med J 290: 1307 - 1310

Verity CM, Butler NR, Golding J (1985b) Febrile convulsions in a national cohort followed up from birth. II. Medical history and intellectual ability at 5 years of age. Br Med J 290 : 1311 - 1315

Verity CM, Ross EM, Golding J (1993) Outcome of childhood status epilepticus and lenghty febrile convulsions. Findings of national cohort study. Br Med J 307: 225-228

Vohai D, Barnett SH (1989) Absence and atonic seizures induced by piperazine. Pediatr Neurol 5: 393-394

Von Bernuth G, Bernsau U, Gutheil H et al. (1982) Tachyarrhythmic syncopes in children with structurally normal hearts with and without QT-prolongation in the electrocardiogram. Eur J Pediatr 138: 206-210

Wässer S, Handrick W, Lietz R, Spencker FB, Schneider S (1985) Zerebrale Anfälle bei Kindern mit Meningitis durch Pneumokokken bzw. Haemophilus influenzae. Z Ärztl Fortbild (Jena) 79: 791-793

Walker AM, Jick H, Perera DR, et al. (1988) Neurological events following diphtheria-tetanus-pertussis immunization. Pediatrics 81: 345-349

Wallace SJ (1977) Spontaneous fits after convulsions with fever. Arch Dis Child 52: 192 - 196

Wallace SJ, Smith JA (1980) Successful prophylaxis against febrile convulsions with valproic acid or phenobarbitone. Br Med J 280: 353-354

Wallace SJ (1988) The child with febrile seizures. Butterworth, London

Ward OC (1964) New familial cardiac syndrome in children. J Ir Med Assoc 54: 103-106

Wechsler RL, Kleiss LM, Kety SS (1950) The effects of intravenously administered aminophylline on cerebral circulation and metabolism in man. J Clin Invest 29: 28-30

Wentz KR, Marcuse EK (1991) Diphtheria-tetanus-pertussis vaccine and serious neurologic illness: an updated review of the epiedemiologic evidence. Pediatrics 87: 287- 297

Wieloch T, Harris RJ, Symon L, Siesjö BK (1984) Influence of severe hypoglycemia on brain extracellular calcium and potassium activities, energy and phospholipid metabolism. J Neurochem 43: 160-168

Willmore LJ (1992) Posttraumatic epilepsy. Neurol Clin 10: 869-878

Wohns RNW, Wyler AR (1979) Prophylactic phenytoin in severe head injuries. J Neurosurg 51: 507-509

Wolf P (1993) Der erste epileptische Anfall bei Jugendlichen und Erwachsenen. Epilepsie-Blätter 6: 59-64

Wolf SM, Carr A, Davis DC et al. (1977) The value of phenobarbital in the child who has had a single febrile seizure: A controlled prospective study. Pediatrics 59: 378-385

Wolf SM, Forsythe A (1978) Behavior disturbance, phenobarbital and febrile seizures. Pediatrics 61: 728 - 731

Wong TT, Lee LS, Wang HS et al. (1989) Brain abscess in children-a cooperative study of 83 cases. Childs Nerv Syst 5: 19-24

Working group on status epilepticus (1993) Treatment of convulsive status epilepticus. Recommendations of the epilepsy foundation of America's working group on status epilepticus. JAMA 270: 854-859

Yager JY, Cheang M, Seshia SS (1988) Status epilepticus in children. Can J Neurol Sci 15: 402-405

Young B, Rapp RP, Brooks WH, Madauss W, Norton JA (1979) Post-traumatic epilepsy prophylaxis. Epilepsia 20: 671-681

Young B, Rapp RP, Norton JA, Tibbs PA, Beand JR (1983a) Failure of prophylactically administered phenytoin to prevent late post-traumatic seizures. J Neurosurg 58: 236-241

Young B, Rapp RP, Norton JA, Haack D, Walsh JW (1983b) Failure of prophylactically administered phenytoin to prevent post-traumatic seizures in children. Childs Brain 10: 185-192

Zureikat GY, Zador I, Aouthmany M, Bhimani S (1990) Cerebral infarct in patients with hemorrhagic shock and encephalopathy syndrome. Pediatr Radiol 20: 301-303

Anhang

Revidierte Klassifikation epileptischer Anfälle (vereinfacht)*

- **I** Fokale Anfälle
  - **A** Einfache fokale Anfälle (das Bewußtsein ist erhalten)
    1. Anfälle mit motorischen Symptomen
    2. Anfälle mit sensiblen oder sensorischen Symptomen
    3. Anfälle mit vegetativen Symptomen
    4. Anfälle mit psychischen Symptomen
  - **B** Komplexe fokale Anfälle (mit Bewußtseinsstörung)
    1. Einfach fokaler Beginn mit nachfolgender Bewußtseinsstörung
    2. Mit Bewußtseinsstörung von Anfang an
  - **C** Fokale Anfälle mit Entwicklung zu sekundär generalisierten Anfällen
    1. Einfache fokale Anfälle mit Entwicklung zu generalisierten Anfällen
    2. Komplexe fokale Anfälle mit Entwicklung zu generalisierten Anfällen
    3. Einfache fokale Anfälle, die sich über komplex fokale zu generalisierten Anfällen entwickeln

---

* Commmission on Classification and Terminology of the International League Against Epilepsy (1981): Proposals for revised clinical and electroencephalographic classification of epileptic seizures. Epilepsia 22: 489-501

- **II** Generalisierte Anfälle
  - **A** Absencen
    1. einfache Absencen
    2. atypische Absencen
  - **B** Myoklonische Anfälle
  - **C** Klonische Anfälle
  - **D** Tonische Anfälle
  - **E** Tonisch-klonische Anfälle
  - **F** Atonische (astatische) Anfälle

- **III** Nicht klassifizierbare Anfälle

Revidierte Klassifikation der Epilepsien und epileptischen Syndrome (vereinfacht)*

- 1   Lokalisationsbezogene Epilepsien und Syndrome
  - 1.1   Idiopathisch (mit altersgebundenem Beginn)
    - Gutartige Epilepsie des Kindesalters mit zentrotemporalen Spikes
    - Epilepsie des Kindesalters mit okzipitalen Paroxysmen
    - Primäre Leseepilepsie
  - 1.2   Symptomatisch
    - Chronisch-progrediente Epilepsia partialis continua (Konjewnikow-Syndrom) des Kindesalters
    - Syndrome, die durch spezifische Arten der Anfallsauslösung charakterisiert sind
    - Temporallappenepilepsien
    - Frontallappenepilepsien
    - Partiallappenepilepsien
    - Okzipitallappenepilepsien
- 2   Generalisierte Epilepsien und Syndrome

---

* Commmission on Classification and Terminology of the International League Against Epilepsy: Proposals for revised classification of epilepsies and epileptic syndromes. Epilepsia 30 (1989) 389 - 399

Anhang

- 2.1 Idiopathisch (mit altersgebundenem Beginn)
  - Benigne familiäre Neugeborenenkrämpfe
  - Benigne Neugeborenenkrämpfe
  - Benigne myoklonische Epilepsie des Kleinkindalters
  - Epilepsie mit pyknoleptischen Absencen (Pyknolepsie, Absencen-Epilepsie des Kindesalters)
  - Juvenile Absencen-Epilepsie
  - Impulsiv-Petit mal-Epilepsie (juvenile myoklonische Epilepsie)
  - Aufwach-Grand mal-Epilepsie
  - Andere generalisierte idiopathische Epilepsien
  - Epilepsien mit spezifischen Anfallsauslösern
- 2.2 Kryptogen oder symptomatisch
  - Epilepsie mit Blitz-Nick-Salaam-Krämpfen
  - Lennox-Gastaut-Syndrom
  - Epilepsie mit myoklonisch-astatischen Anfällen
  - Epilepsie mit myoklonischen Absencen
- 2.3 Symptomatisch
- 2.3.1 Unspezifische Ätiologie
  - Myoklonische Frühenzephalopathie
  - Frühinfantile epileptische Enzephalopathie mit "suppression-burst"
  - Andere symptomatische generalisierte Epilepsien
- 2.3.2 Spezifische Syndrome
  - Anfälle sind das führende oder vorherrschende Symptom
- 3 Epilepsien und Syndrome, die nicht als fokal oder generalisiert bestimmbar sind
- 3.1 Mit sowohl generalisierten als auch fokalen Anfällen
  - Neugeborenenkrämpfe
  - Schwere myoklonische Epilepsie des Kleinkindalters
  - Epilepsie mit anhaltenden Spike-wave-Entladungen im synchronisierten Schlaf
  - Aphasie-Epilepsie-Syndrom (Landau-Kleffner-Syndrom)
  - Andere unbestimmte Epilepsien
- 3.2 Ohne eindeutige generalisierte oder fokale Zeichen
  - Viele Fälle von Schlaf-Grand mal

4   Spezielle Syndrome
    Gelegenheitsanfälle
    – Fieberkrämpfe
    – Isolierte Anfälle oder isolierter SE
    – Anfälle, die ausschließlich bei akuten metabolischen oder toxischen Ereignissen auftreten mit Faktoren wie Alkohol, Drogen, Eklampsie, nichtketotische Hyperglykämie